GUIDELINE FOR COMPREHENSIVE
PREVENTION AND CONTROL OF
CERVICAL CANCER

子宫颈癌
综合防控指南

中华预防医学会妇女保健分会　　组织编写

人民卫生出版社

图书在版编目（CIP）数据

子宫颈癌综合防控指南 / 中华预防医学会妇女保健分会组织
编写 . —北京：人民卫生出版社，2017

ISBN 978-7-117-24716-0

I. ①子… II. ①中… III. ①子宫颈疾病 – 癌 – 防治 – 指南
IV. ①R737.33-62

中国版本图书馆 CIP 数据核字（2017）第 145190 号

人卫智网	www.ipmph.com	医学教育、学术、考试、健康， 购书智慧智能综合服务平台
人卫官网	www.pmph.com	人卫官方资讯发布平台

子宫颈癌综合防控指南

组织编写：中华预防医学会妇女保健分会
出版发行：人民卫生出版社（中继线 010-59780011）
地　　址：北京市朝阳区潘家园南里 19 号
邮　　编：100021
E - mail：pmph @ pmph.com
购书热线：010-59787592　010-59787584　010-65264830
印　　刷：三河市潮河印业有限公司
经　　销：新华书店
开　　本：710 × 1000　1/16　　**印张：**8
字　　数：148 千字
版　　次：2017 年 8 月第 1 版　2020 年 7 月第 1 版第 7 次印刷
标准书号：ISBN 978-7-117-24716-0/R·24717
定　　价：29.00 元

打击盗版举报电话：010-59787491　E-mail：WQ @ pmph.com
（凡属印装质量问题请与本社市场营销中心联系退换）

编写委员会

序 一

  子宫颈癌是妇女常见恶性肿瘤之一,严重危害妇女的生命健康。我国政府一直高度重视子宫颈癌防治工作,中国妇女发展纲要(2011—2020 年)和"健康中国 2030"规划纲要均将提高包括子宫颈癌在内的妇女常见病筛查率和早诊早治率作为重要的指标。自 2009 年起,国家卫生和计划生育委员会和中华全国妇女联合会启动了农村妇女子宫颈癌检查项目,至今已完成 6000 万 35~64 岁农村妇女宫颈癌检查和 7 万余例癌前病变和浸润癌的治疗,形成了政府主导、部门协作、专家支持、社会参与的子宫颈癌防控模式,建立了从筛查、诊断到治疗、随访、康复的子宫颈癌防控体系,对保障妇女健康和家庭幸福起到了积极作用。

  目前我国子宫颈癌防控工作还面临着诸多问题和挑战。近年来,我国子宫颈癌发病率呈现上升趋势,平均每年上升 11.3%。2015 年我国肿瘤登记年报显示,子宫颈癌新发病例数达 9.89 万,死亡病例数达 3.05 万。中西部地区子宫颈癌防控能力较为薄弱,在基层尤为明显。另外,妇女自我保健意识不高等因素也影响了子宫颈癌防控措施的有效落实。

  为促进我国子宫颈癌防控工作规范和有序开展,2015 年国家卫生计生委妇幼健康服务司委托中华预防医学会妇女保健分会组织制定了《子宫颈癌综合防控指南》(以下简称《指南》),该《指南》基于世界卫生组织和国内外最新循证医学研究证据,经国内外相关领域知名专家多次研讨论证编制而成。《指南》比较全面地阐述了子宫颈癌项目组织管理和三级预防相关技术进展,希望广大医务工作者不断加强学习,落实子宫颈癌三级防控措施,为降低子宫颈癌发病率和死亡率,提高妇女健康水平作出新的更大的贡献。

国家卫生计生委妇幼健康服务司司长 秦耕

2017 年 7 月

序 二

　　世界范围内子宫颈癌是女性第四大恶性肿瘤,已成为全球性的女性健康问题,且地区分布不均衡,超过一半的子宫颈癌出现在亚洲,中国作为世界上人口最多的国家,集中了近 1/5 的子宫颈癌疾病负担。近些年来,中国经济的飞速发展、社会变型和居民生活方式的改变,对人乳头瘤病毒(HPV)感染和子宫颈癌的流行状况产生了重要影响。可喜的是,自 2009 年中国政府对妇女的健康给予了充分的重视,在中国农村地区开展有组织性的子宫颈癌筛查,筛查规模仍在进一步扩大。预防性 HPV 疫苗在中国的上市为子宫颈癌的综合防控带来了新的契机,正如世界卫生组织(WHO)所倡导的:为 9~14 岁女孩接种HPV 疫苗;为 30 岁以上妇女进行常规筛查,早期发现、早期治疗宫颈癌前病变;为更多妇女提供治疗机会;为老龄宫颈癌患者提供姑息治疗。中国政府组织本国公共卫生、临床、基础研究、行政管理领域等各方面专家,基于中国自身的循证医学证据,借鉴 WHO 的 2014 年宫颈癌防控指南,制定了适合中国国情的《子宫颈癌综合防控指南》(以下简称《指南》)。该《指南》对于中国子宫颈癌的一级预防、筛查和诊断、治疗和管理以及政策制定方面具有重要的现实指导意义,将会极大的推动中国子宫颈癌综合防控的进程。期待中国在子宫颈癌的防控中取得更多成绩,为降低世界子宫颈癌疾病负担作出更大贡献!与世界卫生组织一道落实 2030 年可持续发展议程,加强与其他发展中国家的协作,为建设人类命运共同体作出努力。

Dr. Nathalie Broutet, M.D.
Human Reproduction Team(HRX)
Department of Reproductive Health and Research(RHR)
World Health Organization(WHO),
Geneva, Switzerland

前　言

　　子宫颈癌是严重威胁妇女生命的恶性肿瘤之一。2012 年世界卫生组织（WHO）估计全球子宫颈癌新发病例数为 52.8 万，死亡为 26.6 万，其中 85% 发生在中低收入国家。我国 2015 年报告新发病例数达 9.89 万，死亡病例数达 3.05 万。近年来，我国子宫颈癌发病率呈上升趋势，死亡率下降较为缓慢，而且全国东、中、西部及城市和农村发病率、死亡率均存在明显差异。子宫颈癌防治作为公共卫生问题已引起中国政府的高度重视和关注，从 2009 年起国家卫生和计划生育委员会、中华全国妇女联合会启动了"农村妇女子宫颈癌检查项目"。虽然筛查出的子宫颈癌前病变和子宫颈浸润癌的患者得到有效地治疗和处理，但仍面临着许多问题和挑战，如经费不足，适龄妇女子宫颈癌筛查覆盖人数有限；妇女对子宫颈癌防治知识缺乏，主动筛查意识较低；基层相关专业技术人员缺乏或技能不足以及监督指导体系和信息系统不完善等等；为了指导和规范子宫颈癌防控工作和项目的开展，亟须开发国家层面的子宫颈癌综合防控指南。为此，在国家卫生计生委妇幼健康服务司指导下，中华预防医学会妇女保健分会组织我国妇女保健、妇科肿瘤、子宫颈细胞学、病理学、公共卫生领域的知名专家学者和卫生行政管理人员共同编写了此部《子宫颈癌综合防控指南》（以下简称《指南》）。

　　本书主要参考了 WHO 和发达国家相关的技术指南以及国内外最新的循证医学研究证据，内容涵盖了子宫颈癌一、二、三级预防，具体内容包括子宫颈癌综合防控意义和策略、以人群为基础的子宫颈癌防控项目的计划与实施、社会动员与健康教育、HPV 疫苗接种、子宫颈癌筛查方法和流程、子宫颈癌前病变的诊断和处理，以及浸润性子宫颈癌的处理原则，从临床医学、公共卫生和卫生管理三个方面进行了全面阐述。本书不仅对基层专业技术人员解决实际工作中的问题具有指导意义，同时对各级项目管理人员、从事疫苗预防接种和健康教育的公共卫生专业人员在开展子宫颈癌防治工作中也有极大的帮助和指导。本《指南》编写内容简洁明了，文字通俗易懂，每一章节后附有主要的参考文献，便于读者延伸阅读。另外，在本《指南》的附件中还附有便于操作和理解的图表以及相关的健康教育核心信息。

在此,感谢国家卫生计生委妇幼健康服务司、中华预防医学会妇女保健分会对本书出版提供的指导和资金支持,感谢世界卫生组织国际癌症研究署(WHO/IARC)癌症控制特别顾问 Rengaswamy Sankaranarayanan 和所有帮助、支持本书编写和出版的单位和个人。

本书虽然力求包含有关子宫颈癌防控的最新信息和内容,但由于编者水平有限,可能存在许多问题。本书出版之际,恳切希望广大读者在阅读过程中不吝赐教,欢迎将意见和建议发送邮件至邮箱 renweifuer@pmph.com,或扫描封底二维码,关注"人卫妇产科学",对我们的工作予以批评指正,以期再版修订时进一步完善,更好地为大家服务。

编写委员会

2017 年 7 月

目　录

第一章 背 景

第一节 子宫颈癌的流行病学状况

一、全球子宫颈癌的流行状况

据世界卫生组织 / 国际癌症研究署（World Health Organization/International Agency for Research on Cancer，WHO/IARC）2012 年数据显示，子宫颈癌已成为女性第四大恶性肿瘤，全球每年新发子宫颈癌病例约 52.8 万，死亡 26.6 万，其中大约 85% 的子宫颈癌发生在发展中国家，占发展中国家女性肿瘤的 12.0%，而发达国家子宫颈癌仅占女性肿瘤的 3.0%。发展中国家的子宫颈癌年龄标化死亡率平均为 8.3/10 万，发达国家总体较低，为 3.3/10 万。

2012 年全球子宫颈癌的世界人口年龄标化发病率为 14.0/10 万，死亡率为 6.8/10 万。世界各国子宫颈癌的发病与死亡地理分布差异很大（图 1-1、图 1-2），不同地区的子宫颈癌发病率相差至少 20 倍。高发病率地区包括非洲东部、西部和南部，低发病率地区包括欧洲西部、北美洲、澳大利亚和新西兰地区

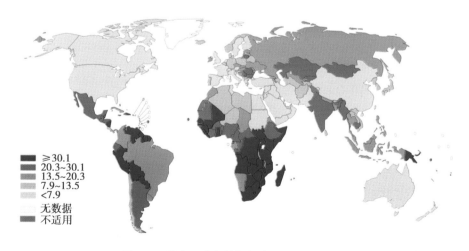

≥30.1
20.3~30.1
13.5~20.3
7.9~13.5
<7.9
无数据
不适用

图 1-1　子宫颈癌年龄标化发病率的世界分布

1

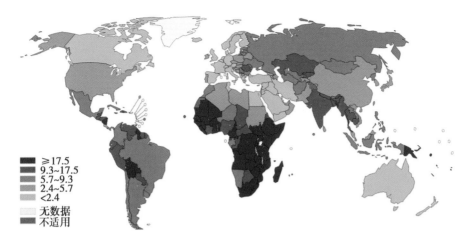

图 1-2　子宫颈癌年龄标化死亡率的世界分布

以及地中海东部地区。高死亡率地区包括非洲东部、西太平洋波利尼西亚地区、非洲南部和中部地区；低死亡率地区包括西亚、澳大利亚、新西兰、北美洲、北非和欧洲大部分地区。

二、中国子宫颈癌的流行现状

子宫颈癌是危害我国女性居民健康和生命的主要恶性肿瘤之一，2000 年后我国子宫颈癌发病率总体呈上升趋势，死亡率变化呈现平稳状态，2015 年我国子宫颈癌新发病例数达到 9.89 万，死亡病例数达到 3.05 万。

（一）时间分布

1. 发病率　我国 1988~2012 年全国肿瘤登记数据显示，全国子宫颈癌粗发病率由 1988 年的 5.04/10 万(中标率 3.06/10 万)缓慢下降到 1998 年的 2.99/10 万(中标率 1.73/10 万)，而自 1999 年开始上升，持续上升到 2012 年的 14.93/10 万(中标率 11.39/10 万)，位于我国女性全部肿瘤发病的第 5 位(图 1-3)。

2. 死亡率　我国在 1973~1975 年、1990~1992 年和 2004~2005 年开展的三次死因回顾调查显示，子宫颈癌死亡率分别为 11.35/10 万、3.89/10 万和 2.86/10 万，在过去三十年间出现大幅下降。2005 年之后，死因回顾调查调整为疾病监测死因上报系统。全国死因监测数据显示，2012 年我国女性子宫颈癌粗死亡率为 3.15/10 万，农村为 3.45/10 万，高于城市 2.76/10 万。2006~2012 年我国女性子宫颈癌年龄标化死亡率的变化呈现平稳状态，其中 2006 年年龄标化死亡率为 2.90/10 万，2012 年为 2.78/10 万，城市和农村均变化比较平稳(图 1-4)。子宫颈癌死亡率位于女性肿瘤死亡的第 7 位。

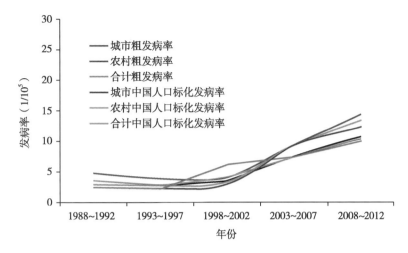

图 1-3　1988~2012 年中国子宫颈癌发病率变化曲线

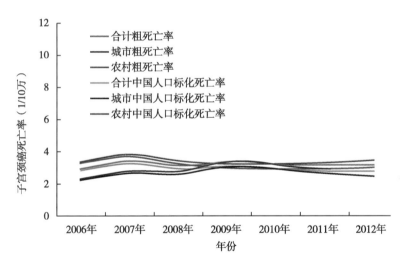

图 1-4　2006~2012 年中国子宫颈癌死亡率变化趋势

(二) 地理分布

我国三次全国性的死因回顾调查显示,子宫颈癌死亡分布具有明显的地域差异,中、西部地区子宫颈癌死亡率明显高于东部地区。2012 年全国死因监测数据显示,全国子宫颈癌死亡率的地域差异仍然存在,中部地区中标率最高,为 3.33/10 万,高于西部地区(2.97/10 万)和东部地区(2.17/10 万)。在城市地区,中部(2.83/10 万)略高于西部(2.64/10 万),而明显高于东部(2.12/10 万)。在农村地区,子宫颈癌标化死亡率仍然在中部地区最高,为 3.68/10 万,明显高于西部(3.16/10 万)和东部(2.21/10 万)(图 1-5)。

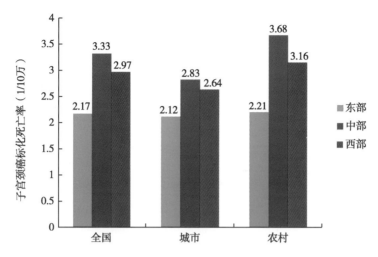

图 1-5　全国死因监测数据显示不同地区子宫颈癌死亡率(中标率)(1/10 万)

(三) 年龄分布

2012 年中国肿瘤登记年报数据显示,子宫颈癌的年龄别发病率在 0~30.14/10 万范围内,随着年龄的增长呈上升趋势,达到峰值后下降。30 岁前发病率较低,在 10/10 万以下,30 岁及以上年龄组发病率迅速上升,至约 45 岁发病率达到峰值,为 30.14/10 万,之后又逐渐下降,在 85 岁年龄组发病率下降到 10.18/10 万(图 1-6)。

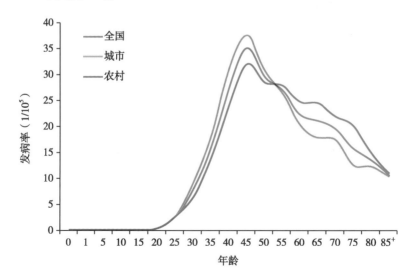

图 1-6　2012 年全国肿瘤登记地区子宫颈癌年龄别发病率

　　2012 年全国死因监测系统数据显示,子宫颈癌年龄别死亡率在 0~12.67/10 万之间,30 岁前处于较低水平,30 岁及以上年龄组迅速上升,死亡率在 80$^+$ 岁组达到高峰,到 85 岁略有下降。除 30~35 岁和 85 岁以上两个年龄段城市地区女性的子宫颈癌死亡率高于农村地区以外,其他各年龄组几乎均为农村高于城市地区(图 1-7)。

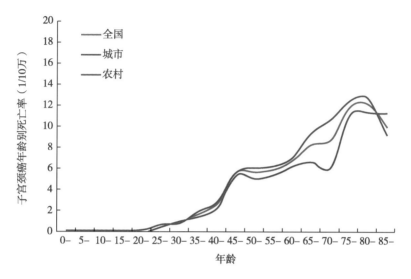

图 1-7　2012 年全国死因监测系统子宫颈癌年龄别死亡率

　　近 20 年来,我国子宫颈癌发病率呈上升趋势,而死亡率变化较为平稳;全国东、中、西部及城市农村发病率、死亡率均存在明显差异。可能与以下原因有关:①社会经济快速发展、人口老龄化、性观念和行为的改变,造成子宫颈癌发病风险增高;②伴随妇女常见病管理制度逐步完善和加强,机会性或组织性的子宫颈癌筛查逐渐兴起,肿瘤登记管理制度不断完善,子宫颈癌检出率增加;③我国医疗服务水平不断提高,医疗保险覆盖范围不断扩大,报销比例不断提高,使我国居民的就医及时性和治疗水平得到明显改善,子宫颈癌死亡率并未出现明显提高;④我国人群综合防控手段尚不完善,妇女健康意识及相关知识缺乏,适龄人群的子宫颈癌筛查覆盖率不足,特别是基层及农村地区,使我国中西部欠发达地区的子宫颈癌发病、死亡情况仍然较为严重。因此,提示在未来的几十年里,我国子宫颈癌防治形势严峻,迫切需要采取有效的防控措施加以遏制。

第二节　子宫颈癌的病因和疾病自然史

一、子宫颈癌的病因

国际上已经明确高危型人乳头状瘤病毒（high risk-human papillomavirus，HR-HPV）持续感染是导致子宫颈癌及其癌前病变的主要病因。WHO/IARC 已明确的 13 种 HR-HPV 型别包括 HPV16、18、31、33、35、39、45、51、52、56、58、59 和 68。

我国研究文献报道女性 HR-HPV 阳性人群发生子宫颈癌前病变和子宫颈癌的风险是阴性者的 250 倍，归因危险度高达 95%；HR-HPV 持续感染可有效预测子宫颈上皮内瘤变（cervical intraepithelial neoplasia，CIN）2 及以上病变（CIN2+）的发生风险，HR-HPV 阳性的妇女发生 CIN2+ 的风险是阴性妇女的 167 倍。

（一）HPV 感染特征

HPV 感染主要通过性行为传播，感染率主要取决于人群的年龄和性行为特征。年轻的性活跃女性群体 HPV 感染率最高，感染高峰年龄在 20 岁左右（图 1-8）。有正常性行为的女性一生中感染至少一种型别 HPV 的几率达 80%，绝大多数会在短期自动清除。随年龄增长子宫颈 HPV 感染率明显下降。第二个感染高峰年龄段在 40~45 岁，一方面与其本人或配偶及新的性伴侣接触发生感染有关，另一方面与高年龄段女性免疫功能随年龄增加而下降有关，对新发和既往感染的清除能力下降，从而更容易发生持续感染。

我国 9 个省市开展的 17 项以人群为基础的超过 3 万名妇女子宫颈癌筛查研究结果显示，我国女性人群 HR-HPV 粗感染率为 17.7%（世标率为

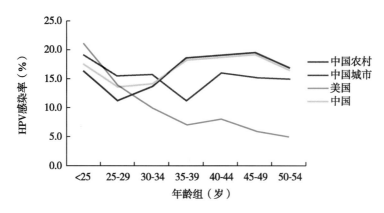

图 1-8　中国及美国女性年龄别高危型 HPV 感染率

16.8%)。农村和城市的 HR-HPV 感染率略有不同,城市地区 HR-HPV 粗感染率为 18.0%(世标率 16.3%);农村地区粗感染率为 15.2%(世标率 16.0%)。

一项在我国 7 个大区 19 家医院开展的全国多中心研究显示,子宫颈鳞癌患者中 HPV16 型是最常见的型别(76.6%),其次是 HPV18 型(7.9%)(图 1-9),子宫颈腺癌 HPV16、18 型的感染率分别为 33.65% 和 28.86%。HPV16、18 型与大部分子宫颈癌前病变有关,而其他的 HR-HPV 型别如 HPV33、52、58 型也在子宫颈病变中起着比较重要的作用。

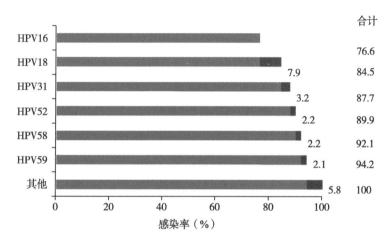

图 1-9 中国子宫颈鳞癌中 HR-HPV 的型别分布

90% 以上的 HR-HPV 感染者都能够借助自身的免疫系统将 HPV 清除,仅有少数女性不能清除而成为持续感染,进而发展为子宫颈癌前病变甚至子宫颈癌,这提示在子宫颈发生癌变的过程中,HR-HPV 感染是必要的病因。

(二)协同危险因素

在子宫颈发生癌变的过程中,除 HR-HPV 感染为主要因素外,同时还存在其他内源性和外源性因子(协同因素)促使 HR-HPV 感染持续存在并进展为子宫颈癌。概括来讲,引发子宫颈癌的协同危险因素如下:

1. **生物学因素** 包括细菌、病毒和衣原体等各种微生物的感染,如与 HIV 病毒、疱疹病毒(HSV-2)、沙眼衣原体和淋病奈瑟菌等协同感染。

2. **行为危险因素** 包括性生活过早、多性伴、多孕多产、吸烟、长期口服避孕药、营养不良以及保健意识缺乏,不愿意主动接受子宫颈癌筛查等。

在上述协同因素中,行为危险因素是 HPV 感染的重要影响因素,与经济、文化、宗教习俗等密切相关,针对相应的行为危险因素采取干预措施可以有效降低子宫颈癌的疾病负担。

二、子宫颈癌及癌前病变的发生发展

子宫颈癌是发生在子宫颈阴道部最常见的女性生殖道恶性肿瘤,在进展为浸润癌之前有较长的癌前病变期。2003 年第 3 版 WHO 女性生殖系统肿瘤分类中将子宫颈鳞状上皮内瘤变(cervical intraepithelial neoplasia,CIN)分类为 CIN1、CIN2 和 CIN3。2014 年第 4 版将子宫颈鳞状上皮癌前病变命名为鳞状上皮内病变(squamous intraepithelial lesion,SIL),并且采用低级别 SIL(low grade squamous intraepithelial lesion,LSIL)和高级别 SIL(high grade squamous intraepithelial lesion,HSIL)两级分类。

LSIL 包括 CIN 1、p16 染色阴性的 CIN2 级病变、HPV 感染所致的湿疣病变以及以前被命名的轻度非典型增生。HSIL 包括 p16 染色阳性的 CIN 2、CIN3 级病变以及以前被命名的重度非典型增生和原位癌。

HR-HPV 引发子宫颈癌的过程主要包括以下三个阶段:①性行为引起 HPV 感染:大约有 50% 的年轻女性在开始性行为后的三年内会感染 HPV;②大约 10% 的女性会持续 HR-HPV 感染,有些将发生轻度细胞学形态异常,如有不明意义的非典型鳞状细胞(atypical squamous cell of undetermined significance,ASC-US)或 LSIL 或 CIN1;大约 10% HR-HPV 持续感染或 CIN1 女性将会进展为 CIN2/CIN3 或浸润性子宫颈癌(invasive cervical cancer,ICC)。

在进展到浸润癌之前的各阶段呈双向发展,可进展、持续,也可以逆转(图 1-10)。CIN 的转归主要与 CIN 级别、HPV 类型、年龄以及观察时间有关。子宫颈癌前病变自然史的研究综述显示,CIN1 逆转、持续、进展为 CIN3、进展为浸润癌的几率分别为 57%、32%、11% 和 1%。CIN2 逆转、持续、进展为 CIN3、进展为浸润癌的几率分别为 43%、35%、22% 和 1.5%。CIN3 逆转、持续、进展为浸润癌的几率分别为 32%、56%、12%。

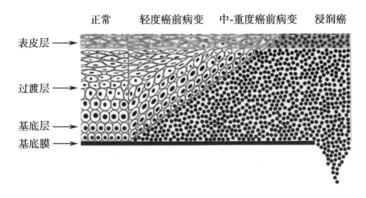

图 1-10　子宫颈癌疾病自然史

　　总之,目前无论在世界范围还是在中国,子宫颈癌仍是严重威胁妇女健康的恶性肿瘤之一。子宫颈癌的主要病因是 HR-HPV 持续感染,并存在一些协同因素。从 HR-HPV 持续感染到子宫颈癌前病变,再进一步发展为子宫颈癌,一般需要数年甚至数十年的时间。子宫颈癌的病因和疾病自然史明确,可以通过健康教育及 HPV 疫苗接种、筛查及早诊早治进行有效防控。

参 考 文 献

1. Ferlay J,Soerjomataram I,Ervik M,et al. FGLOBOCAN 2012 v1.0,Cancer Incidence and Mortality Worldwide:IARC CancerBase No. 11［Internet］. Lyon,France:International Agency for Research on Cancer;2013. Available from:http://globocan.iarc.fr,accessed on 15/5/2015.

2. Chen W,Zheng R,Baade PD,et al. Cancer statistics in China,2015. CA:a cancer journal for clinicians,2016,66(2):115-132.

3. 胡尚英,郑荣寿,赵方辉,等. 1989 至 2008 年中国女性子宫颈癌发病和死亡趋势分析. 中国医学科学院学报,2014,36(2):119-125.

4. 陈万青,郑荣寿,张思维,等. 2012 年中国恶性肿瘤发病和死亡分析. 中国肿瘤,2016,25(1):1-8.

5. 卫生部肿瘤防治研究办公室. 中国恶性肿瘤死亡调查研究. 北京:人民卫生出版社,1980:130.

6. 包鹤龄,刘韫宁,王临虹,等. 2006-2012 年我国宫颈癌死亡情况与变化趋势分析. 中华流行病学杂志,2017,38(1):58-64

7. Chen W,Zhang X,Molijn A,et al. Human papillomavirus type-distribution in cervical cancer in China:the importance of HPV 16 and 18.Cancer Causes Control,2009,20(9):1705-1713.

8. IARC. Human Papillomaviruses. Lyon,France,2007.

9. Zhao FH,Lewkowitz AK,Hu SY,et al. Prevalence of human papillomavirus and cervical intraepithelial neoplasia in China:a pooled analysis of 17 population-based studies. Int J Cancer,2012,131(12):2929-2938.

10. Östör AG. Natural history of cervical intraepithelial neoplasia:a critical review. International Journal of Gynecological Pathology,1993,12(2):186-192.

第二章 子宫颈癌综合防控项目与管理

第一节 子宫颈癌综合防控策略

随着 HPV 预防性疫苗的问世,子宫颈癌的综合防控策略已经逐渐由从对适龄妇女定期筛查的二级预防,提前到了对初次性生活之前的女性进行 HPV 疫苗接种的一级预防,使得子宫颈癌的综合防治策略逐渐贯穿于女性的一生,其目的是通过减少 HPV 感染,早发现、早诊断、早治疗子宫颈癌前病变,以及对子宫颈浸润癌及时治疗降低子宫颈癌的疾病负担。因此,WHO 在 2013 年提出了子宫颈癌综合防控策略,主要包括:减少 HPV 感染的一级预防,对癌前病变进行筛查、诊断和治疗的二级预防以及对子宫颈浸润癌进行治疗的三级预防。

一、一级预防

一级预防的主要措施包括:开展健康教育和接种 HPV 预防性疫苗。

(一)健康教育

对适龄男女开展安全性行为的健康教育,主要包括推迟初次性行为年龄,减少高危性行为,促进安全套的使用以及禁烟、包皮环切等(具体健康教育的形式和内容见第三章"社会动员、健康教育和咨询")。

(二)HPV 预防性疫苗接种

对国家方案推荐的年龄范围的女孩在初次性行为前进行 HPV 疫苗接种(详见第四章"HPV 疫苗接种与子宫颈癌预防")。由于 HPV 预防性疫苗对初次性行为前的女性才有较好的预防效果,并且它并不能起到 100% 预防子宫颈癌发生的作用,因此接种过疫苗的女性仍应该进行子宫颈癌筛查;同时,由于其价格较昂贵,在经济欠发达地区仍然不能够普遍应用。因此,作为二级预防的子宫颈癌筛查目前仍然是各国采取的最有效的预防子宫颈癌措施。

二、二级预防

二级预防的主要措施包括:对所有适龄妇女定期开展子宫颈癌筛查;对确

定为子宫颈癌前病变患者及早进行治疗;对于已经接受 HPV 疫苗的女性,如果已经到筛查年龄,仍然需定期进行筛查。

子宫颈癌筛查的目的是最大限度地对目标人群进行筛查,并确保对筛查阳性或结果异常的人群进行相应的随访和治疗。子宫颈癌筛查形式主要包括组织性筛查和机会性筛查。组织性筛查是用现有资源最大限度地对尽可能多的目标人群进行检查,因此通常是通过项目的形式在国家或地方层面,有组织、有计划地对适龄妇女进行普遍性筛查。机会性筛查指当女性患者由于其他原因到医疗机构就诊时,医务人员在咨询中推荐进行筛查或由患者本人主动提出接受筛查。

大量研究数据表明,组织性筛查比机会性筛查能够更加有效地利用现有资源来保障最大多数的妇女健康权益,提高妇女的健康水平。但如果筛查覆盖率低、对低危人群过度筛查、失访率高、质量控制差,则无论是哪种形式的筛查,均有可能达不到防控的目的。

经子宫颈癌筛查筛出的所有结果阳性或异常的妇女都需要接受进一步检查以便明确诊断。而诊断子宫颈癌或癌前病变的金标准是阴道镜指导下活检后进行的组织病理学诊断。癌前病变的治疗方法选择取决于病变的范围、程度和位置、医务工作者的能力、治疗费用等(详见第五章子宫颈癌筛查和第六章 子宫颈癌前病变的诊断及处理)。

三、三级预防

三级预防的主要措施是根据临床分期开展适宜的手术、放疗、化疗以及姑息疗法(详见第七章"子宫颈浸润癌的诊断与处理")。

第二节　子宫颈癌综合防控项目计划

子宫颈癌综合防控策略大多以项目形式来实施,这就需要先做好项目计划。为有效实施子宫颈癌综合防控项目,应充分考虑到以下健康服务体系的各个环节。

一、完善健康服务体系

一个完善的健康服务体系是子宫颈癌综合防控项目实施的重要基础。根据 WHO 关于健康服务体系构建的理论,健康服务体系被分为六大部分:

(一)组织管理

包括制定发展策略和政策,加强监管,建立合作关系,提供适宜的规范和激励制度,设计实施方案和建立防控体系等。其中制定政策是子宫颈癌项目得以顺利推动的重要环节,可为子宫颈癌防控体系的运转提供基本保障。

(二) 经费保障

充足的经费保障是确保服务对象能够获得所需优质服务的重要基础。

(三) 医疗产品、疫苗和技术

具备成本效益性、安全性和有效性的医疗产品、疫苗和技术是保障优质服务的先决条件。

(四) 信息系统

建立全面共享的信息系统及督导评估体系用于健康决策和效果评价,对于了解项目实施状况,提高服务质量有着不可或缺的重要作用。

(五) 人力资源

应具备数量足够、专业分配合理,能够胜任相关工作、具有责任心及较高效率的人力资源,以确保服务对象得到较好的服务。

(六) 服务提供

提供良好的健康服务,以便有效、安全、高质量地将干预服务提供给需要的服务对象。

二、明确管理和医疗保健人员在项目中的作用

(一) 管理人员的作用

1. 确定符合本地的预防接种和筛查策略。

2. 制订项目实施方案和实施计划,确保计划顺利完成,并组织进行子宫颈癌筛查,提高筛查覆盖率。

3. 制定项目预算,统筹项目资金。

4. 制订健康教育和健康促进方案。确保健康教育材料的可获得性、适宜性和正确性。

5. 确保从事子宫颈癌防控的工作人员具有相应专业资质,并经过相关技能的培训。与医疗保健人员共同确定培训计划,确保培训的有效实施。

6. 对医疗机构的相关服务提供支持,推进多部门合作机制。

7. 组织实施督导评估和质量控制,根据评估结果调整实施策略。

(二) 医疗保健人员的作用

1. 普及和宣传子宫颈癌防治知识,加强与多部门合作,开展多种形式的健康教育活动,提高大众对子宫颈癌防控的认识,并积极参与。

2. 确保前来子宫颈癌筛查的妇女能够得到适宜的信息和咨询。

3. 对接受疫苗接种和筛查人群进行宣教,使其理解疫苗接种或(和)筛查、随访的内容,并签署知情同意书。

4. 遵循相关指南进行疫苗接种、子宫颈癌筛查、诊断和治疗等相关工作。

5. 应告知妇女筛查结果,对筛查阳性或结果异常的妇女,正确评估其风险,并指导患者进一步确诊、随访或治疗。

6. 确保筛查及诊治资料及时、准确、真实记录,并保存好相关资料信息。

7. 对需要重复筛查、转诊或治疗后的妇女,进行随访。

三、子宫颈癌综合防控项目的筹备与规划

子宫颈癌综合防控项目在实施前必须要进行认真的计划和准备,首先要根据本地的实际情况制定相应的综合防控政策和实施方案,开展需求评估,并制订详细的实施计划。

参与项目实施方案制订的人员应包括:本地政府政策制定者、卫生计生、教育、宣传和妇联等相关部门的行政管理人员、相关服务机构的行政管理人员以及相关领域的专家等。

(一)制定相关政策

制定子宫颈癌综合防控相关政策时需要考虑本地子宫颈癌发病情况、可利用的经费和人力资源、目前的服务能力和质量等多个方面。同时,由于政策需要根据工作执行过程中发现的问题以及新的科学依据不断更新,因此政策制定的过程是一个循环的不断完善的过程。

政策制定不仅需要考虑到防控项目的适宜性和可行性,同时还应考虑两个最重要的因素:项目的可持续性和可扩展性。项目的可持续性应考虑到现有的经费来源、人力资源和设施。例如,目前子宫颈癌防控实施项目是由政府经费支持,今后如果没有政府经费的支持,项目如何继续开展下去;筛查出的妇女接受治疗有无保障。在一些由于资源有限目前项目仅覆盖部分人群的地区,必须要考虑项目的可扩展性,例如进一步扩大覆盖面。目前的经费、服务人员的数量和工作强度、目标人群的总人数、服务利用情况(是否愿意接受检查)和可及性(外出务工人员所占比例)等对扩大覆盖面的影响均应在制定政策时考虑到。

参与政策制定的人员应包括:本地政府政策制定者、卫生计生、财政、教育、宣传和妇联等相关部门的行政管理人员、提供相关服务的医疗保健机构和相关领域的专家等。

(二)开展需求评估

需求评估的内容应主要包括政策、管理(健康教育、信息系统)和服务(人群参与情况、服务能力、设备、服务质量)三方面的内容。

1. **相关政策的需求评估** 主要通过审阅资料和相关人员访谈的方式,对本地现有的相关政策、指南或规范进行评估,以了解目前的相关政策是否涵盖了上述需要考虑的内容,以及能否满足目前子宫颈癌综合防控项目实施的

需求。

2. 管理方面的需求评估　主要通过对相关人员的访谈以了解可能的经费来源、相关项目的开展情况（包括疫苗接种和筛查）、健康教育开展情况、目前数据信息的收集和上报情况、各部门之间的合作情况等。

3. 服务方面的需求评估　主要通过问卷调查、查阅资料、现场考察以及人员访谈等方法了解以下内容：

（1）目标人群：本地目标人群的数量，其中可及目标人群的数量（包括HPV疫苗接种人群以及筛查人群），目标人群接受服务的状况（疫苗接种的情况和接受相关筛查服务的情况）、目标人群接受服务的障碍及原因、目标人群的相关知识掌握情况等。

（2）服务形式和范围：目前能够提供的疫苗接种情况（疫苗的种类、接种人群和范围、组织形式等）、筛查方法、诊断方法和治疗方法，能够提供相关服务的机构比例、相关服务的收费情况、以及今后有无能力开展新的筛查方法等。

（3）服务提供能力：疫苗冷链储存的情况、相关服务（疫苗接种、筛查、诊断、治疗以及健康教育）、提供人员（数量、资质、工作量、接受培训情况以及希望今后掌握的技术等）、设备和设施情况（数量、质量和可及性）以及服务质量等。

（4）制度和机制：有无对筛查结果异常者的随访以及确诊病人的随访制度和关于筛查、诊断与治疗之间的转诊机制等。

（三）制订项目实施方案

项目实施方案的制定需要考虑以下内容：

1. 明确项目目标和筛查方法

（1）HPV疫苗接种：疫苗接种的覆盖人群、年龄范围、接种时间和接种流程、安全标准、发生副作用后的上报、处理和追踪等。

（2）确定目标人群和筛查目标：在需求评估的基础上，根据本地子宫颈癌发病情况、人口分布、人群的可及性和对相关服务利用情况，来确定筛查的目标人群。对目标人群外的妇女筛查或同一妇女重复筛查均可降低项目实施的有效性，因此，为有效降低子宫颈癌发病率和死亡率，应尽可能提高覆盖面，对尽可能多的目标人群进行筛查和癌前病变的治疗。应根据本地目标人群的数量，来计算和评估在筛查间隔范围内，需要筛查的人数。如根据筛查目标和本地服务能力，确定每年本地区需要筛查的人数。

> **举例：如何估算每月的筛查数**
>
> 如果项目目标为在 3 年内为 80% 以上 35~64 岁的本地妇女进行子宫颈癌筛查：

1. **首先确定本地总人口数**

如:根据本地人口普查数据,本地总人口数为 250 000 人。

2. **计算本地妇女数**

如:估计本地妇女占人口总数的比例为 51%。因此,可以估算出本地妇女数为 127 500 人(51%×250 000)。

3. **估计适合筛查条件的人群数**

如:根据人口普查报告,35~64 岁以上人口所占比例为 40%。因此可以估计出本地区 35~64 岁妇女数为 51 000 人(40%×127 500)。

4. **计算需要接受筛查的目标人群数**

如:项目目标是为 80% 以上的 35~64 岁本地妇女进行筛查,因此应接受筛查的妇女数至少为 40 800 人(80%×51 000)。

5. **计算每月至少需要筛查的妇女数**

如:需要三年对至少 40 800 名妇女进行筛查,则每年需要筛查的妇女数至少为 13 600 人(40 800/3)。因此,每个月需要筛查的目标人群至少为 1134 人(13 600/12)。

6. **对需要筛查的目标人群应以整群抽取的方式开展筛查。**

(3)确定筛查方法和筛查模式:为提高筛查效果,应根据需求评估结果,选择本地能够承担的、有循证依据的筛查方法,并根据选择的筛查方法确定筛查间隔。

根据本地医疗保健机构的服务能力,确定适合本地的筛查模式。如本地乡级卫生院具备筛查能力,县级医疗保健机构具备诊断治疗能力,则可以选择乡镇卫生院先进行初筛,县级医疗保健机构进行诊断和治疗;如果本地乡镇卫生院没有筛查能力,则可以选择县级医疗机构组成筛查流动小组,深入到各乡镇开展筛查。

2. **确定预算** 在确定好项目目标和实施策略后,确定项目预算。为确保项目的有效实施,项目预算应涉及以下几方面的活动:组织动员、培训、服务提供(疫苗接种、筛查、诊断/治疗)、督导评估等。

(1)组织动员经费:包括提供健康教育人员的劳务费、宣传资料制作费、宣传动员所需交通费、场地费等。

(2)培训经费:包括教师劳务费、交通费、食宿费、场地费、资料印刷费、进修费等。

(3)服务提供经费:购买耗材和设备的经费,疫苗接种、筛查和进一步检查诊断的费用,信息收集录入经费,随访经费等。

(4) 督导评估经费:相关专家劳务费、交通费、食宿费、相关资料印刷费、场地费等。

(5) 其他经费:疫苗冷链运输费、标本运送费等。

3. **确定疫苗接种、子宫颈癌筛查和转诊机构** 明确各机构在疫苗接种、筛查、治疗和转诊中的职责、流程、标准、相关试剂、设备和设施要求等,并提供转诊通知和反馈报告的模板。

4. **制订培训计划** 培训计划应依据需求评估结果,根据国家政策、相关指南的内容以及培训目的而制订。培训计划应包括以下几方面内容:培训对象、培训师资、培训形式、培训时间、培训时长以及培训内容等。

(1) 培训对象:包括卫生行政管理、项目管理和妇科、细胞学、病理学、检验、公共卫生、健康教育等专业技术人员。

(2) 培训要点和内容:根据项目实施的需要以及培训人员的不同,培训的主要内容也不同,详见附录2-1。每次培训时,可根据培训人员不同而选择相应的培训内容。

(3) 培训师资:培训的师资必须具备两方面的技能:首先必须为相关领域的专家,熟悉国家相关政策、项目实施方案和技术指南内容,其次必须具备教学经验,具有培训技巧,包括具有较强的沟通能力和较强的理论与实践的培训经验。

(4) 培训形式:培训形式应理论培训、实践操作以及进修相结合。实践操作/进修应在本地或上级医疗保健机构开展,培训/进修机构最好有足够的患者能够让培训人员得到充分的实践机会。培训师资在学员实际操作时,应注意观察学员的相关服务操作是否规范,存在哪些问题,以便及时调整培训内容和方法。理论培训也应采用多种形式,如面对面的讲座、小组讨论和模拟操作;或网络、视频培训等。

(5) 培训时间:应在项目实施前首先开展社会动员和健康教育人员的培训,以便在项目启动前就能够对目标人群开展相应的宣传动员和健康教育,鼓励尽可能多的目标人群参加项目。

对参与子宫颈癌防控人员及时开展专业技术培训,使受训者在培训后能够很快投入相关工作,掌握并运用相关知识和技能。

培训持续时间应根据培训目的、学员能力、培训经费等确定。

5. **建立信息系统** 建立信息系统的目的是收集相关数据,了解妇女患病情况,形成评估项目实施过程的定量指标,通过对定量指标的评估发现问题并解决问题,以促进项目的不断改进。信息系统还可以用于对参加项目的个体进行管理,如用于筛查结果异常或阳性妇女的随访等。

建立信息系统时,需要考虑以下几方面:

（1）为确保评估指标的一致性,信息系统中所有的筛查、诊断和治疗结果需要有标准化的定义和计算公式。

（2）需要对信息管理人员进行培训,使其了解和熟悉信息系统的操作,并能够完成数据的收集和上报工作。

如果已建立电子信息系统,应制定信息数据报送要求（包括报送内容以及填报要求）、数据审核要求和内容,确定信息上报和审核时间以及信息报送和数据审核流程。

6. **多部门协作** 因子宫颈癌综合防控工作涉及卫生计生部门、财政部门、教育部门、妇联、宣传等多个部门,需要不同部门之间的密切合作。同时还需要卫生计生部门内部的紧密协作。如需要计划免疫机构参与 HPV 疫苗的接种、医疗保健机构参与筛查、诊断、治疗和相关数据的上报、疾病控制机构参与子宫颈癌发病和死亡数据的上报统计等。除此之外,还需要不同层面机构间的合作,如省、市、县级计划免疫部门、医疗保健机构和疾控部门、乡级卫生院和村医等不同级别机构和人员间的联系与合作。因此,在制订子宫颈癌项目实施方案时应充分考虑并明确各部门的职责分工。

第三节 子宫颈癌综合防控项目实施

一、开展社会动员和健康教育

大量研究结果表明,目前我国妇女对子宫颈癌防控的知识掌握不足,大多数妇女不知道 HR-HPV 持续感染是导致子宫颈癌的主要原因;未意识到性生活过早、多性伴可增加子宫颈癌发生的风险;不了解可以通过 HPV 疫苗接种、定期子宫颈癌筛查和癌前病变的早期诊断、治疗可有效减少子宫颈癌的发生和死亡,并且由于对癌症的误解和错误的认识,增加了妇女对发现子宫颈癌的担心和恐惧,认为癌症就意味着死亡;或是由于妇女认为生殖道检查暴露了个人隐私,而生殖道疾病总是有种让人觉得羞耻的感觉等,这些均可能成为阻碍妇女接受相关服务的障碍,从而大大地降低了子宫颈癌筛查的覆盖率。

WHO 发布的《子宫颈癌防治基本实践指南》中指出,对未发生性生活的女性接种 HPV 疫苗,在预防子宫颈癌前病变和子宫颈癌方面,具有良好的安全性和有效性。另外,子宫颈癌筛查覆盖率达到80%以上,才能达到筛查目的。因此,开展社会动员和健康教育则可以促进广大群众正确理解和认识子宫颈癌综合防控的意义,使其能够主动自觉地接受服务,从而有效地提高 HPV 疫苗接种率、筛查覆盖率以及治疗率等,最终达到降低子宫颈癌发生和死亡的目的（详见第三章"社会动员、健康教育和咨询"）。

二、开展人员能力建设

人员能力建设是开展子宫颈癌综合防治项目最重要的组成部分之一。人员能力建设的主要形式包括培训、进修和专家基层指导。

（一）培训

1. 建立培训师资专家组 开展培训的师资必须经过上级医疗保健机构的师资培训，同时应根据国家方案和指南定期对师资进行复训，以便培训师资能够掌握最新知识和技能。

2. 编写标准化的培训资料 为确保培训更加有效，应形成标准化的培训资料包。培训资料包的内容应包括学员手册（主要包括学习方法和学习内容）、教师手册（主要包括教学方法和培训目的等）、参考资料等。理想的培训资料应是综合性的、可操作的、容易理解的、分学科以及不断更新的。

3. 培训效果的评估 学员接受培训后，应对其培训效果进行评估，以确保学员掌握了所学的知识和技能。

（二）进修

各机构应根据本机构的实际情况（相关专业的人员数、人员能力），制订进修计划和要求，及时安排相关专业人员到上级医疗保健机构进修学习。提供进修的医疗保健机构，应针对进修人员的实际情况制订详实的培养计划，在学员进修结束后，应对其进修效果进行评估，以确保学员掌握所学的知识和技能。

（三）专家基层指导

各省、地市级卫生行政部门应根据本地区的情况，选派省级、地市级专家到基层子宫颈癌筛查机构开展技术指导，对相关人员进行理论培训和现场指导。

三、提供相关服务和建立转诊机制

（一）提供 HPV 疫苗接种、子宫颈癌筛查、诊断和治疗

（二）建立转诊机制

各地区卫生行政部门应根据本地区的实际情况，建立转诊网络，明确初筛和诊断治疗机构。

四、数据收集

理想中的数据信息收集是通过电子信息系统进行网络直报，同时既能够对个体进行管理，具有提醒和召回功能，不同部门和机构之间的信息可以互通，还能够与以人群为基础的肿瘤登记系统相关联。

通常,与项目有关的信息登记系统可分为以机构(或诊室)为单位的信息登记系统和以区域为单位的信息登记系统(可以涵盖全国、全省、全地区或全县)。

(一) 以机构为单位的信息登记系统

根据提供的服务不同,可以分为疫苗接种机构、初筛机构(或诊室)和诊断机构(或科室)的信息登记。

1. 疫苗接种机构的信息登记 主要由疫苗接种机构进行登记。需要记录接种者的基本信息以及接种情况,包括接种日期、编号、姓名、性别、年龄、联系方式、住址、接种疫苗种类、有无不良反应等。详见附录 2-2。

2. 初筛机构(或科室)的信息登记 主要由初筛机构,如乡镇卫生院或者一个机构内部提供初筛服务的诊室(妇科或妇保科)进行登记,用于对初筛阳性者的追踪和随访。需要记录所有初筛者的基本信息以及筛查结果,包括筛查日期、姓名、编号、身份证号、年龄、联系方式、住址、筛查结果、建议、随访结果等。详见附录 2-3。

3. 进一步诊断机构(或科室)的信息登记 主要由提供细胞学诊断、阴道镜检查和病理诊断的机构或者一个机构内的细胞室、阴道镜室、病理科进行登记。需要记录所有送检的标本或者转诊来需要进一步做阴道镜者或病理检查者的基本信息及诊断结果,包括姓名、编号、年龄、标本接收 / 检查日期、标本送检 / 转诊机构、标本结果 / 阴道镜检查结果、报告 / 检查日期、建议等。

如果初筛和诊断治疗在同一机构内进行,相关信息登记仅限于同一机构,并且同一机构不同科室间的信息可以共享时,妇女的追踪随访以及项目管理和监督则比较容易。而如果不同服务是在不同机构开展或同一机构不同科室间信息不能共享时,则需要建立能够连接不同机构或科室间的信息登记。包括初筛检查登记表(用于初筛机构 / 科室和诊断治疗机构 / 科室之间的联系)、阴道镜检查登记表(详见附录 2-4)和病理检查登记表(详见附录 2-5)(用于阴道镜检查机构 / 科室与病理诊断机构 / 科室、阴道镜检查机构 / 科室与初筛机构 / 科室之间的联系、病理诊断机构 / 科室与初筛机构 / 科室之间的联系)、异常 / 可疑病例随访登记表(详见附录 2-6)等。

(二) 以区域为单位的信息登记系统

以区域为单位的信息登记系统根据上报信息不同可以分为个案登记和汇总登记。

1. 个案登记 主要用于对筛查个体的管理以及相关评估指标的生成。个案登记需要记录的信息主要包括:姓名、编号、联系方式、住址、既往史、家族史、妇科检查结果、初筛结果、阴道镜检查结果、病理检查结果、治疗结果和随访结果等。详见附录 2-7。

2. **汇总登记** 主要用于整个项目的管理。汇总登记需要记录的信息主要包括：不同年龄段的接受初筛的人数、初筛异常人数(细胞学异常人数、VIA/VILI 阳性人数或 HR-HPV 阳性人数)(详见附录 2-8、2-9)、阴道镜检查结果异常人数(详见附录 2-10)、病理检查结果异常人数(详见附录 2-11)、癌前病变和浸润癌治疗人数(详见附录 2-12)、细胞学检查异常者病理检查结果(详见附录 2-13)以及阴道镜检查异常者病理检查结果(详见附录 2-14)等。

不同地区可根据本地区的信息登记上报能力,选择不同的信息登记系统进行登记和上报。

五、质量控制

(一) 组织管理
质控内容：了解各级政府及相关部门对项目的重视程度,组织协调力度,部门协作机制,服务网络的建立情况,项目资金的管理与落实,宣传动员,文档管理,督导质控,服务能力建设以及信息管理等。

(二) 技术服务的质量控制
1. **质控内容** 主要包括对妇科检查、子宫颈癌筛查方法、阴道镜以及病理检查等方面的监督与评估。每种检查的监督评估内容不仅包括对相关操作流程和结果的督导评估,同时还应包括对相关设备、环境、服务人员资质、信息数据收集登记以及制度的督导评估。

【妇科】
(1) 服务环境：有良好的通风、消毒、照明、温度条件,确保检查在保护隐私的情况下进行。

(2) 设备器材：配备必要的妇科检查、子宫颈癌筛查取材的基本设备、试剂和器材。

(3) 服务能力：掌握妇科检查相关理论知识。熟练掌握妇科检查、分泌物取材、细胞学涂片取材、固定等相关技术。熟悉妇科疾病的诊断依据及处理原则。

(4) 检查内容：包括分泌物取材、子宫颈细胞学取材、妇科双合诊检查。

(5) 相关资料：科室内应有工作流程、技术规范、规章制度、宣传教育资料等;并有登记表、个案表格等。

【VIA(visual inspection with acetic acid)】
(1) 服务环境：有良好的通风、消毒、照明、冷暖条件,确保检查在保护隐私的情况下进行。

(2) 设备器材：配备必要的 VIA 检查所需的各种设备、物品和试剂。

(3) 服务能力：掌握 VIA 检查的相关理论知识,熟练掌握 VIA 检查的相关技术及异常处理原则。

(4) 相关资料:科室内应有工作流程、技术规范、规章制度、宣传教育资料等;有妇科检查登记表、个案登记表等。

【细胞学】

(1) 服务环境:有良好的通风条件,阅片和制片环境要分开。

(2) 设备器材:配备专门的细胞学涂片保存柜。配有必要的细胞学染色及制片的相关试剂设备。

(3) 业务能力:掌握子宫颈癌检查相关知识。熟练掌握细胞学制片、阅片技术。

(4) 工作内容:包括细胞学染色、制片、阅片。

(5) 相关资料:涂片全部封片,细胞学涂片编号清晰,阳性与阴性分开保存,方便查找。科室内应有标本接受制度、制片制度、染色制度、阅片管理制度、标本保存制度;有细胞学结果登记表、异常/可疑病例登记表、标本交接登记册、质控报告等。

【HPV 检测】

(1) 服务环境:实验室应具有执业许可备案登记(执业副本),具备检测设备和分析过程正常运行的空间,有良好的通风、照明。根据实验方法和设备的不同,实验室应符合相应设备和操作环境需求。

(2) 设备器材:实验室具备 HPV 检测所需各种设备、试剂,且使用的分析仪器和主要的辅助设备、试剂应有国家食品药品管理局批准和注册证书(三证)。所用物品和(或)试剂在有效期内。

(3) 业务能力:掌握 HPV 检测相关知识和技术。

(4) 相关资料:科室内应有标本接受制度、标本保存制度、质控报告;有检测对象信息收集本、质控报告、结果登记表等。

【阴道镜】

(1) 服务环境:有良好的通风、消毒、照明、冷暖条件,确保检查在保护隐私的情况下进行。

(2) 设备器材:配备阴道镜检查相关的设备和耗材,并且配有符合功能完善、图像清晰的阴道镜。

(3) 服务能力:掌握子宫颈癌检查相关知识。熟练掌握阴道镜的使用,及进行宫颈病变的诊断、阴道镜下取活检的方法。

(4) 检查内容:包括醋酸染色、碘染色观察,阴道镜下取活检。

(5) 相关资料:科室内应有工作流程、技术规范、宣传教育资料等;有阴道镜检查登记表、异常/可疑病例登记表等。

【病理学】

(1) 服务环境:有良好的照明和通风设备。阅片和制片环境要分开。

（2）设备器材：配备有专门的病理学切片保存柜。配有必要的病理学染色及制片的相关试剂设备。

（3）业务能力：掌握子宫颈癌检查相关知识。熟练掌握病理学制片、阅片技术。

（4）工作内容：包括病理学制片、染色、阅片。

（5）相关资料：病理学切片编号清晰、阳性与阴性分开保存，方便查找；蜡块编号清晰，保存良好，查找方便。

科室内应有标本接收制度、取材制度、制片与交接制度、病理报告签发制度、质控报告；有病理结果登记表、标本签收本、发送报告本等。

2. 质控方法　妇科检查、子宫颈癌筛查、阴道镜检查、细胞学和病理检查的操作流程主要采用现场观察和操作考核的方式进行质控，而对细胞学和病理检查结果的质控，多采用抽片复核的形式。相关检查设备、环境、服务人员资质、信息收集登记以及制度的督导评估主要采取现场观察和查阅资料的方式开展。

3. 主要质控指标

（1）细胞学涂片标本满意率应≥95%。

（2）细胞学阳性涂片复核符合率应≥85%（判读结果不相差两个级别）。

（3）细胞学阴性涂片复查的符合率应≥98%。

（4）阴道镜检查诊断高级别病变（HSIL）与活检病理检查结果符合率应≥65%。

（5）组织病理检查结果符合率应≥90%。

六、督导评估

1. 制订督导评估方案　明确的监督与评估目标和计划，制订适宜本级的督导评估方案。方案主要内容包括：督导评估目的、内容、范围、方法、频次以及监督评估的主要指标等。监督评估内容至少包括组织管理和技术服务两大部分。

2. 成立督导评估小组　各级卫生行政部门应成立质量督导及评估小组，由多学科专家及行政管理人员组成。工作领导小组的组长应由本县（区）主要分管领导担任。专家技术指导组应由妇女保健、妇科、阴道镜、细胞学、病理学等各有关领域专家组成。

3. 确定督导评估方法　各级卫生行政部门在国家级督导评估要求的基础上，依据本地区具体情况和监督评估内容，确定监督评估方法。

自查则是由承担子宫颈癌检查工作的医疗保健机构根据督导评估方案定期开展相关内容的督导评估。

4. **确定督导评估指标** 用于督导和评估子宫颈癌综合防控项目的主要指标可分为执行指标和影响指标(相关定义详见附录 2-15)。

(1)执行指标:主要包括 HPV 疫苗接种率、子宫颈癌筛查覆盖率、阳性检出率(初筛阳性检出率、阴道镜检查阳性检出率、病理阳性检出率)以及治疗率(子宫颈癌前病变和子宫颈癌治疗率)。

(2)影响指标:主要包括子宫颈癌年龄别发病率和死亡率。

七、子宫颈癌防控与其他健康服务的整合

1. **HPV 疫苗接种与其他基础免疫服务相结合** 将 HPV 疫苗接种的健康教育和宣传员活动与青少年其他健康教育活动相结合,如青春期教育、控烟、预防性传播疾病、预防不安全性行为等内容相结合。

2. **子宫颈癌筛查与其他生殖健康服务相结合** 提供生殖健康保健服务的机构有责任对来本机构接受其他生殖健康服务(如孕产期保健、计划生育服务、更年期保健服务、妇科其他疾病等)的所有符合筛查条件的妇女提出接受筛查服务的建议并提供相关服务。

3. **子宫颈癌筛查与其他癌症筛查或健康体检项目相结合** 实施成功、高效的子宫颈癌筛查项目和实施其他癌症筛查项目(如乳腺癌筛查、健康体检项目)具有相同的原则。子宫颈癌筛查项目在组织和实施中取得的经验和教训均可以为乳腺癌筛查项目所借鉴,由于子宫颈癌和乳腺癌筛查的人群有很大程度上是重叠的,在宣传动员和组织实施时,可同时开展;并可考虑与其他健康体检如高血压、糖尿病或其他肿瘤等慢性病筛查结合以节省医疗和管理资源。

参 考 文 献

1. WHO. Comprehensive cervical cancer control A guide to essential practice. Geneva:WHO press,2006.

2. IARC. IARC handbooks of cancer prevention(Vol. 10). Geneva:IARC Press,2005b.

3. Arbyn M,Anttila A,Jordan J,et al. European Guidelines for Quality Assurance in Cervical Cancer Screening. Second edition—summary document. Annals of oncology:official journal of the European Society for Medical Oncology/ESMO,2010,21(3),448-458. doi:10.1093/annonc/mdp471.

4. ACCP. Planning and Implementing Cervical Cancer Prevention and Control Programs-A manual for managers:ACCP. 2004.

5. WHO. Comprehensive cervical cancer control-A guide to essential practice Second edition. Geneva:WHO Press,2014.

6. WHO. WHO guidance note:Comprehensive cervical cancer prevention and control:a healthier

future for girls and women. Geneva：WHO Press，2013.

7. 王临虹,魏丽惠.妇女常见病筛查技术指南.北京:人民卫生出版社,2013.

8. 魏丽惠,吴久玲.子宫颈癌检查质量保障及质量控制指南.北京:人民卫生出版社,2015.

9. 国家卫生与计划生育委员会妇幼健康服务司.农村妇女"两癌"检查项目管理方案(2015年版).2015.

10. 毕蕙,赵更力.子宫颈癌综合防控技术培训教程.北京:人民卫生出版社,2015.

第三章　社会动员、健康教育和咨询

2016 年国务院发布了《"健康中国 2030"规划纲要》，其战略主题为"共建共享、全民健康"，提出要坚持政府主导与调动社会、个人的积极性相结合，推动人人参与、人人尽力、人人享有，落实预防为主，推行健康生活方式，减少疾病发生，强化早诊断、早治疗、早康复，实现全民健康。

子宫颈癌防控工作的重要目标是通过提高预防性 HPV 疫苗接种率、子宫颈癌筛查覆盖率以及子宫颈癌前病变及早期浸润癌的检出率和治疗率，以期降低子宫颈癌疾病负担。做好社会动员、健康教育和咨询是实现这一目标的基本条件之一，是重要的一级预防措施。其主要目的是促进广大群众正确理解和认识预防性 HPV 疫苗接种、子宫颈癌定期筛查、随访以及癌前病变治疗的目的和意义，主动自觉接受和利用预防保健服务。

第一节　社会动员

社会动员作为一种综合、系统的健康促进策略，既关注个体行为的改变，又重视社会和环境因素对可持续变化和健康改善的作用，可以充分挖掘社会各种资源，努力激发领导者支持健康促进规划的决策力量，促成社会各行业、各部门的有效合作，调动社区和公众的主动参与，对提高子宫颈癌防控工作效率和促使项目可持续发展会起到积极的促进作用。

一、目的和意义

社会动员是通过采取一系列综合、高效的动员策略和方法，促使社会各阶层、各部门广泛地主动参与，把健康促进目标转化为满足广大社区居民健康需求的社会目标。子宫颈癌防控工作需要积极开展社会动员，加强政府、社会团体、医疗保健机构、家庭及个人等各方面力量的协同合作，大力推进与子宫颈癌防控相关的信息传播、教育培训、监测评价等活动，以实现降低子宫颈癌疾病负担的目的。

社会动员在子宫颈癌防控中的主要作用体现在以下四方面：

1. 激发决策者和领导层重视并支持开展子宫颈癌防控工作,促成相应政策、法规的制定。

2. 筹集人力、物力、财力等子宫颈癌防控所需资源,并做到合理调配和使用。

3. 促成社会相关行业、部门为提高 HPV 预防性疫苗接种率、子宫颈癌筛查率和癌前病变治疗率而建立有效的合作机制。

4. 提高公众对于子宫颈癌防控的认识和了解,激发公众主动参与预防性 HPV 疫苗接种、子宫颈癌筛查和子宫颈癌前病变治疗的意愿与积极性,使个体获得更多相关的自我保健信息和技能。

二、基本步骤

社会动员至少应该包括以下五个连续的步骤:

1. **确定目标人群** 无论是何种健康促进规划,确定目标人群都是至关重要的第一步。对子宫颈癌防控项目来说,目标人群除了青春期少女(及其家庭成员)、成年女性、脆弱人群、社区领导者、男性外,还要包括相关政府部门的高层决策者和顾问、民间社团组织、学术机构、专业学(协)会、保险公司、社会保障机构、医疗保健机构的管理者和相关的专业技术人员(包括妇产科医师、护士、助产士、细胞学和病理科医师、检验科医师等)以及媒体代表。

2. **寻找合作者及支持者** 目标人群确定后,要有针对性地寻找和落实潜在的合作者和支持者。合作者通常可以从政府、非政府组织、社会学术团体、家庭及个人等方面寻找。对于子宫颈癌防控项目来说,各级政府、卫生行政管理、财政、广电、民政、教育等部门以及工会和妇联等群众组织都是需要动员并依靠的潜在合作伙伴,尤其要包括医学专业学(协)会和基金会。

3. **制订行动计划** 在确定了合作者和支持者后,根据各自的职能和工作范围制订行动计划。要充分了解他们在推进项目中各自所能起的作用或贡献、对项目的了解程度、有何建议和想法以及目前有关子宫颈癌防控工作存在的困难,如:目标人群的知、信、行,专业技术人员的能力和防控效果评估等,应根据这些调查结果,制订出切实可行的行动计划。

行动计划的重点是要明确各部门分工、协作和职责,以便共同努力发挥社会各部门和专业技术领域的力量,以促使目标人群积极参与到子宫颈癌防控的行动计划中。

4. **相互支持与协作** 为了项目的有效实施,应组建项目协调领导小组,对参与其中的各行业、各部门和各组织的活动进行相互支持与协调,如:通过对话与沟通,了解各自所开展的相关活动,发挥各自的优势或协作来实现共同的目标。

5. **监测与评价** 监测和评价是健康促进和社会动员不可缺少的一项重要环节。包括有关子宫颈癌防控健康教育活动开展情况、资金的使用情况、疫苗接种和子宫颈癌筛查覆盖情况、癌前病变的检出情况以及转诊和治疗情况等。管理者、专业技术人员要定期到现场了解情况,找出存在的问题,并与现场人员一起商讨并及时解决。

三、社区参与

目前各级医疗保健机构在子宫颈癌防控中主要承担着子宫颈癌筛查、子宫颈癌前病变及子宫颈癌诊治以及相关的组织管理工作,但由于各地普遍缺乏充足的医务人员,相关的健康教育和咨询活动开展较少,适龄妇女缺乏子宫颈癌防治知识,主动筛查和随访治疗的意识薄弱,使得子宫颈癌筛查覆盖率和随访率均较低。因此,动员社区参与,利用社区各种资源宣传和倡导子宫颈癌防控知识和信息显得尤为重要。动员社区合作伙伴帮助说服、动员目标人群接受子宫颈癌筛查,解决随访和治疗癌前病变及子宫颈癌诊治过程中的各种问题。做好社区参与不仅可提高子宫颈癌筛查的覆盖率,还可减少医疗卫生机构人员的工作负担。

(一) 社区的概念

社区可以是某个地点或地理区域,如:村、乡、街道、区等;也可以是有共同兴趣或利益相关的一群人,如:非政府团体和组织、俱乐部、学会、协会、网民等;也可以是一个或整个社区系统,如卫生部门、教育部门、城市。

(二) 社区合作伙伴

包括社区领导如企业工会干部、教师、妇联干部、宣传媒体负责人和社区卫生人员。

(三) 社区参与类型

在子宫颈癌防控项目中,主要社区参与类型有两种:

1. **社区介入** 指由外来决策者或专家提出问题,进入社区、邀请社区成员参加,与社区共同设计和开发以社区为基础的子宫颈癌防控干预策略。

2. **社区咨询** 在子宫颈癌防控项目实施前进行社区需求评估,广泛向知情人、社区中有影响的关键人物以及目标人群征求意见和建议,并以此种方式向政府官员反映他们的想法,以便把社区意愿有效地纳入决策过程中。

四、延伸服务

延伸服务是将医疗保健机构内的服务延伸到机构之外的社区,以便目标人群获得更好的保健服务。如区/县级医疗保健机构组织体检队深入到社区/乡村为妇女进行子宫颈癌筛查,目的就是最大限度地覆盖目标人群和更

有效利用子宫颈癌防控服务网络。在提供延伸服务前,需要认真制订详细的工作计划,该计划主要应包括以下几方面内容:

1. **确定目标人群** 以下4类目标人群需要优先获得子宫颈癌预防相关信息:

(1) 适宜接种HPV疫苗的女性(9~25岁,尤其是未发生性行为的青少年及其父母)。

(2) 25~64岁妇女及其家庭成员。

(3) 易感人群:偏远地区居住者、流动人口、HIV感染者等。

(4) 社区领导和社区卫生人员。

2. **延伸服务内容**

(1) 培训社区领导和社区卫生人员有关子宫颈癌防控的知识和健康教育交流技巧,开展相关的健康教育活动。

(2) 利用海报、手册、广播、电视、网络新媒体等多种形式宣传子宫颈癌防控的目的、意义、方法和相关政策。

(3) 以流动筛查或疫苗接种小组的形式进入社区,提供子宫颈癌筛查和(或)预防性HPV疫苗接种服务。

(4) 与社区卫生人员一起做好筛查或HPV疫苗接种妇女的信息管理工作,以便随访、转诊和治疗。

3. **专业人员配备** 根据预防性HPV疫苗接种或筛查工作量,选派相关的专业技术人员。

4. **场地及设施** 要保证足够的空间场地,有可利用的水电。冰箱、检验试剂和设备以及阴道镜等均处于功能良好状态。

5. 经费保障。

第二节 健 康 教 育

健康教育是由一系列有组织、有计划的信息传播和教育活动组成,旨在帮助个体或群体掌握卫生保健知识,树立健康观念,从而建立有益于健康的行为和生活方式,实现减少疾病和死亡、保护健康,提高生活质量的最终目的。在子宫颈癌综合防控项目中,健康教育必须贯穿始终。

健康教育干预的主要步骤和内容如下:

一、明确目标

子宫颈癌综合防控的总目标是降低子宫颈癌的发生率和死亡率。健康教育干预的具体目标如下:

1. 提高大众对子宫颈癌的主要致病因素及从 HPV 感染到子宫颈癌发病过程的知晓率。
2. 提高安全性行为的保护意识,减少性传播疾病的发生率。
3. 提高妇女对子宫颈癌症状和体征的识别能力。
4. 消除对 HPV 感染和子宫颈癌的无知、恐惧和羞耻感。
5. 提高妇产科医护人员子宫颈癌防控的基本知识和技能。
6. 提高 HPV 疫苗接种率。
7. 提高适龄妇女(尤其是 25~64 岁)子宫颈癌筛查率。
8. 提高子宫颈癌筛查结果异常 / 阳性妇女的随访率和确诊率。
9. 提高子宫颈癌前病变和子宫颈癌的治疗率和随访率。

二、确定目标人群

1. 青少年女孩和适龄妇女。
2. 与子宫颈癌防控相关的专业技术人员。
3. 社区领导和社区卫生人员。
4. 政策制定者、卫生管理人员、非政府组织、社会团体和媒体人等。

三、建立协作组织和工作团队

(一) 建立协作组织

子宫颈癌防控中的健康教育工作具有社会性和复杂性的特点,根据需要应建立多层次、多部门参与的网络协作组织。除了医疗保健和健康教育机构外,还需包括相关的政府部门、教育部门、妇联和工会、非政府组织、新闻媒体和社区基层单位等。子宫颈癌防控项目的协作组织需要在执行机构专业人员的计划与协调下开展健康教育工作。因此,各部门目标统一和协调配合对健康教育的效果至关重要。

(二) 确定工作团队

从事子宫颈癌防控健康教育的工作团队应以卫生专业技术人员为主,同时吸收网络协作组织中其他部门的人员参加。所有参与健康教育工作的人员都要根据工作需要和分工给予相应的培训,并明确其职责和权利。

四、培训健康教育工作人员

健康教育项目能否顺利实施与拥有合格的健康教育人员密切相关。因此,培训健康教育人员十分重要。

(一) 培训的准备与实施

首先要制订培训计划。主要内容包括:

1. 培训目的。

2. 项目管理和相关专业知识与技能。

3. 培训对象和师资。

4. 培训方法和教材。

5. 教学场地和设施以及后勤服务等。

按照健康教育干预方案,有计划、有组织地开展培训工作,同时要做好培训效果评价。

(二)合格的健康教育者

合格的健康教育者应具备以下相关知识和技能:

1. 理解和掌握有关子宫颈癌的病因、疾病发展过程、危险因素、预防措施,包括预防性HPV疫苗接种、筛查年龄和方法、癌前病变治疗和随访等信息,并能用通俗的语言解释。

2. 熟悉有关子宫颈癌预防和治疗的补助、免费政策等。

3. 熟练掌握人际交流和咨询技巧,包括语言、非语言、倾听和反馈等。

4. 以科学、平等和尊重的态度讨论女性解剖知识、安全性行为、预防性HPV疫苗接种和子宫颈癌筛查等敏感话题,以及遇到的困惑与问题。

5. 支持和鼓励妇女及其家庭成员积极参与有关子宫颈癌防控措施的讨论,并帮助其做出符合自己意愿和需求的最佳选择。

6. 能选择符合本地文化特点和目标人群需求的健康教育形式与传播途径。

五、制作健康教育材料

健康教育材料是配合健康教育活动使用的印刷材料或音像材料等,是传播健康教育信息的重要媒介。

(一)材料制作的主要步骤

1. 分析本地群众的健康教育需求,并确定核心信息。

2. **制订健康教育传播计划**　主要内容包括目标人群、材料种类、使用范围、发放渠道、使用方法、预试验、评价方法、经费预算和制作时间等。

3. **开展预实验**　初稿形成后需要在目标人群中进行预试验,了解目标人群的反馈意见和修改建议,包括可读性、实用性、可接受性、趣味性等,以保证健康教育材料的质量。

(二)子宫颈癌防控的核心信息

1. **关键信息(详细解释见附录3"子宫颈癌防控知识问与答")**

(1)子宫颈癌是一种可以预防的疾病。

(2)预防性HPV疫苗是安全有效的。

(3)子宫颈癌前病变可以通过定期筛查及早发现和诊断。

（4）所有 25~64 岁的女性都需要定期进行子宫颈癌筛查。

（5）一旦发现子宫颈癌前病变需及时治疗，否则有可能发展为子宫颈癌。

（6）子宫颈癌如早期发现并规范治疗，可有望治愈。

2. HPV 感染与子宫颈癌

（1）HPV 是感染人类的常见病毒之一，主要通过性行为传播。

（2）几乎所有子宫颈癌的发生都与 HR-HPV 持续感染有关。

（3）大多数 HPV 感染无任何症状和体征，所以感染者并不知道自己已经感染，他们可以通过性行为继续将病毒传播给性伴。

（4）几乎所有男性和女性都曾感染过 HPV，但大多数的 HPV 感染不需任何治疗，其感染会在 2 年内自然清除，不必恐慌。

（5）在少数女性中 HR-HPV 感染会持续存在并发展为癌前病变，如果不及时治疗，癌前病变可能会发展为子宫颈浸润癌，所以需要定期筛查和及时治疗子宫颈癌前病变。

3. 易患子宫颈癌的高危人群

（1）HR-HPV 持续感染者。

（2）HIV/ 性传播感染（sexual transmitted infection，STI）病史。

（3）早婚、早孕、多孕、多产。

（4）过早性生活、多性伴或性伴有多性伴。

（5）吸烟或吸毒、长期口服避孕药、营养不良、免疫力低下等。

4. 预防性 HPV 疫苗接种

（1）接种预防性 HPV 疫苗可以预防部分 HR-HPV 感染引起的子宫颈癌，治疗性疫苗可以在一定程度上治疗或清除已感染的 HPV。

（2）目前大量研究已证明预防性 HPV 疫苗是安全有效的。

（3）预防性 HPV 疫苗最好在首次性行为之前接种，效果最佳。目前我国获准使用的疫苗接种年龄范围在 9~45 岁女性，建议最佳年龄为 13~15 岁女孩。推荐于 0、1（或 2）和 6 月分别接种 1 剂次，共接种 3 剂。

（4）目前尚无证据证明预防性 HPV 疫苗对妊娠和胎儿发育有不良影响，但不建议在孕期注射。

（5）应按照 HPV 预防性疫苗说明书进行规范使用。

（6）所有接种过预防性 HPV 疫苗的女性，仍需接受规范的子宫颈癌筛查。

5. 筛查和诊治

（1）所有 25~64 岁的女性应定期接受子宫颈癌筛查。

（2）子宫颈癌筛查方法简单、快速且无明显不良反应。

（3）子宫颈癌筛查结果异常并不意味着已患有子宫颈癌，所有筛查结果异常 / 阳性的女性都应进一步进行检查和诊断。

(4) 有性行为的 HIV 感染者,无论年龄大小,都应进行 HPV 筛查检测。

6. 识别子宫颈癌的症状和体征

(1) 大部分癌前病变和早期子宫颈癌可能没有任何症状和体征,接受定期筛查是唯一能早期检出病变的方法。

(2) 子宫颈癌的症状包括:性交后出血、阴道分泌物异常、阴道流血、绝经后出血等。一旦出现这些症状,应立即就医。

7. 知情同意和自愿选择

(1) 妇女有权根据她们的健康状况决定是否接受预防性 HPV 疫苗接种和子宫颈癌筛查,但在作决定前需要了解正确的相关信息。

(2) 除告知妇女本人外,也可根据妇女意愿告知性伴侣或家庭成员并获得支持。

六、确定健康教育场所和传播方式

(一) 确定健康教育场所

1. 医疗保健机构　无论何时,医疗保健机构均应为前来就诊的妇女提供有关子宫颈癌防控的信息。可在候诊区张贴有关预防性 HPV 疫苗接种、子宫颈癌筛查、子宫颈癌前病变等内容的宣传画、播放视频、发放宣传折页等。这些信息也可整合到孕前、孕期和产后保健、计划生育、慢病诊治和 HIV/STI 诊治中。

2. 社区　社区卫生人员可在社区卫生中心、活动中心、厂矿企业、学校、运动场馆、商业中心、娱乐场所等传播有关子宫颈癌防控的核心信息。可将接种预防性 HPV 疫苗的益处介绍给青少年和家长,将子宫颈癌筛查的必要性传播给妇女及其性伴侣和家人。

3. 其他场所　除医疗保健机构及社区外,在有组织的子宫颈癌筛查场所也可作为健康教育的场所,可利用签署知情同意书的时机进行咨询和宣传教育。

(二) 确定传播方式

健康传播主要有大众传播和人际传播两种方式。

1. 常用的大众传播材料和形式

(1) 挂图:带有女性生殖系统解剖和子宫颈癌疾病发展史等内容的图片,便于目标人群理解子宫颈癌防控的相关知识,适合开展小组健康教育。

(2) 手册:适于大众理解的简单预防信息,便于健康教育者与家庭成员一起讨论。

(3) 戏剧和小品:可将子宫颈癌防治的实例编入戏剧或小品中,在商业中心和社区活动中表演。

（4）广播、电视、报刊：是有效的信息传播途径，包括政策和服务信息的宣传。

（5）新媒体：包括网络、手机、数字电视等，可利用微信、微博、短信等多种互动形式，及时传播相关的健康教育信息。

2. **人际传播** 面对面咨询是主要的表现形式。详见本章第三节"咨询"。

七、督导与评价

健康教育项目制定者或投资者在健康教育活动中要有计划地进行督导和评价。

（一）督导

包括定期检查以确定健康教育活动如培训、健康教育材料制作和发放等是否按计划进行，存在哪些问题和障碍，以便及时调整方案。

（二）评价

不仅可了解健康教育项目的效果，还可进行全面检测及质控，最大限度地保障计划的先进性和实施质量，从而成为取得预期效果的关键措施之一。评价的主要种类包括过程评价和效果评价。

1. **过程评价** 过程评价开始于健康教育计划实施之时，贯穿于执行的全过程，其目的是确保健康教育目标的真正实现。过程评价的主要内容为：

（1）个体参与情况：如目标人群对干预活动的参与和反应情况。

（2）组织管理情况：如干预项目所涉及的组织参与和协调情况。

（3）信息管理情况：如项目档案、资料的完整性和准确性等。

评价方法包括查阅档案资料、目标人群调查和现场观察。常用的评价指标为干预活动执行率、覆盖率、目标人群满意度等。

2. **效果评价** 效果评价是在健康教育项目实施后对目标人群健康相关行为改变和健康状况的评估。子宫颈癌防控的健康教育项目的评价内容主要是目标人群对子宫颈癌防控的知识、态度和行为。

常用的效果评价指标为子宫颈癌防控知识知晓率或合格率、预防性 HPV 疫苗接种率、子宫颈癌筛查率、子宫颈癌前病变和子宫颈癌患病率等

第三节 咨 询

咨询是健康教育常用的人际传播形式之一，是被咨询者根据咨询者所提出的问题给予解答或提供所需的健康信息，帮助咨询者结合自己的实际情况作出最合适的决定和选择。由于是面对面交流，针对性较强，便于深入讨论，因此特别适合用于子宫颈癌防控项目中，如：预防性 HPV 疫苗接种前、筛查方

法选择、筛查异常者进一步诊断前和癌前病变治疗前的咨询。

一、基本原则

由于在咨询子宫颈癌防控问题时,常常会涉及性、HPV 感染和生殖器官等敏感话题,因此要特别注意尊重个人隐私和遵守保密原则。

咨询最好在诊室内进行,以确保个人隐私。咨询者和被咨询者的谈话不应被其他人看到或听到,除非征得咨询者的同意。

务必遵守保密原则,未经咨询者同意,咨询期间所讨论的内容和检查结果均不应向任何其他人泄露。

在咨询时应对咨询者的隐私保密,尤其是检查生殖器官时,因为妇科检查常使咨询者感到尴尬,如果咨询者在诊室感到隐私不被尊重或者检查者带有看不起咨询者的态度甚至将其隐私泄露给他人,都可能使咨询者选择拒绝告知一些重要信息或选择其他医院,甚至不去接受筛查、随访或治疗。因此,被咨询者在咨询过程中要注意做好以下几个方面:

1. 应确保无他人能听到或看到咨询及检查内容,尤其是在人多和繁忙时。

2. 保管好医疗记录和相关表格,并应遵守保密原则,除项目工作人员外,其他人不得接触。

3. 无论在诊室内外,避免与其他医务人员谈论咨询者的隐私。

4. 无论患者的年龄、疾病、生活方式、婚姻状态以及社会经济状况如何,都应受到尊重。

5. 必须注意维护咨询者的隐私权,即便与咨询者家人及邻居熟识,也不可泄露。

二、咨询技巧

所有健康教育工作者应接受有关咨询技巧的培训,不仅要熟练掌握咨询所涉及的相关知识和信息,而且要具备说、听和问、反馈和非语言交流四方面的技巧。

1. **说的技巧**　要使用咨询者能够理解的语言和能够接受的方式,提供适合和需要的信息,注意内容明确,重点突出。

2. **听和问的技巧**　要集中精力听清和了解咨询者存在的问题和对问题的看法,才能提出有效的建议。有技巧地提问,不仅可以鼓励咨询者倾诉,还能够获得真实的信息。

3. **反馈技巧**　交流时及时反馈,可使咨询者一步步深入并得到鼓励和指导。

4. 非语言交流技巧 在交流时要注意将表情、眼神、语音、语调这些非语言交流形式融入到说、听、问和反馈中。

必须在满足以下两个条件的基础上帮助咨询者作出决定：一是要与咨询者建立相互信任的关系；二是能够获取准确和完整的信息。

三、咨询对象

咨询对象包括一般人群及特殊人群，一般人群指所有的女性及其性伴侣；特殊人群包括青春期女孩及其父母、感染 HIV 的妇女、子宫颈癌筛查结果异常/阳性的妇女以及子宫颈癌患者及其家属等。

四、咨询主要内容与步骤

(一) 咨询内容

咨询内容要根据咨询对象的情况和需求而定，以传播有关子宫颈癌防控知识和信息为导向，围绕子宫颈癌筛查、防治和预防性 HPV 疫苗接种等关键问题进行。主要介绍各种服务内容和流程，解答疑惑和问题，纠正错误概念或认识，说明癌前病变治疗和随访的必要性，帮助妇女及其家人作出正确的选择和决定。

(二) 咨询步骤

为准备做检查和治疗的妇女提供咨询的主要步骤如下：

1. 诊治操作前

(1) 再次解释检查或推荐的诊治方法的重要性。

(2) 说明要做什么、如何做、可能结果，以及可能需要进一步做哪些检查和治疗等。

(3) 接受并回答被检查者提出的问题。

(4) 签署知情同意书。

(5) 保留检查者联系方式，以便进一步随访。

2. 诊治操作中

(1) 在操作过程中，要随时和检查者进行沟通。

(2) 操作时告诉检查者正在做什么，并告知会用到的器械。

(3) 如果可能会引起疼痛或其他不适，应提前告知并适当解释，以降低检查者的不适感。

3. 诊治操作后

(1) 详细告知检查者诊治结果，是否存在异常。

(2) 对于异常者应确定复诊日期，并说明复诊的重要性。

(3) 鼓励检查者提出问题并予明确的解答。

4. 如需转诊做进一步检查

(1) 解释转诊原因,并告知具体的转诊时间、转诊医疗机构和科室。

(2) 强调转诊的重要性。

(3) 回答检查者提出的所有疑问。

5. 对子宫颈癌检查结果异常者提供咨询的关键内容

应根据下面的不同情况,提供相应的咨询内容:

(1) 筛查结果异常,进一步介绍检查和(或)治疗的目的和方法。

(2) 检查结果为可疑癌,进一步介绍检查或手术的意义和方法。

(3) 明确诊断为子宫颈癌,手术或放疗的准备和注意事项等。

参 考 文 献

1. 马骁. 健康教育学. 北京:人民卫生出版社,2004.

2. 罗家有,张静. 妇幼健康教育学. 北京:人民卫生出版社,2014.

3. WHO. Comprehensive cervical cancer control A guide to essential practice. Geneva:WHO press,2006.

4. WHO. Comprehensive cervical cancer control-A guide to essential practice Second edition. Geneva:WHO Press,2014.

5. WHO. Preparing for the introduction of HPV vaccines:Policy and programme guidance for countries. 2006.

第四章　HPV 疫苗接种

第一节　HPV 疫苗的作用机制

一、HPV 疫苗简介

根据疫苗功效的不同,可将 HPV 疫苗分为三类:①预防 HPV 感染的预防性疫苗;②清除原有感染、治疗相关病变的治疗性疫苗;③将不同作用的疫苗联合使用或者将不同靶点融合以达到预防治疗功效的联合疫苗。预防性疫苗主要是以 HPV 病毒衣壳蛋白 L1/L2 为基础研制,可诱导机体产生特异性抗体,达到预防感染的目的;而治疗性疫苗则主要以 HPV 早期基因作为靶点,诱导机体产生特异性的细胞免疫反应,从而使原有感染和相关疾病消退;联合疫苗则期望兼具上述两种特点,也是目前研究的热门之一。

目前,在世界范围内,仅有预防性 HPV 疫苗研发成功,三种预防性 HPV 疫苗,包括针对 HPV 6、11、16、18 型的四价疫苗、针对 16、18 型的二价疫苗和针对 6、11、16、18、31、33、45、52、58 的九价疫苗,分别于 2006 年、2007 年和 2014 年相继上市。二价 HPV 疫苗和四价 HPV 疫苗分别于 2016 年 7 月和 2017 年 5 月获得我国国家食品药品监督管理总局(CFDA)批准,在我国内地成功上市。三种疫苗的具体特点见表 4-1。

表 4-1　预防性 HPV 疫苗的基本特征

	二价疫苗 (Cervarix)	四价疫苗 (Gardasil)	九价疫苗 (Gardasil9)
疫苗类型	HPV-16 和 HPV-18 VLP,L1 衣壳	HPV-6/11/16/18 VLP,L1 衣壳	HPV-6/11/16/18/31/33/45/52/58 VLP,L1 衣壳
浓度	20μg HPV-16,20μg HPV-18	20μg HPV-6,40μg HPV-11,40μg HPV-16,20μg HPV-18	30μg HPV-6,40μg HPV-11,60μg HPV-16,40μg HPV-18,20μg HPV-31,20μg HPV-33,20μg HPV-45,20μg HPV-52,20μg HPV-58

续表

	二价疫苗 （Cervarix）	四价疫苗 （Gardasil）	九价疫苗 （Gardasil9）
佐剂	500μg 氢氧化铝和 50μg 3′- 单磷酸酯 A （AS04）	225μg 非晶形羟基磷酸铝硫酸盐	500μg 非晶形羟基磷酸铝硫酸盐
重组技术	杆状病毒表达	酵母菌表达	酵母菌表达
接种方案	第 0、第 1 和第 6 个月	第 0、第 2 和第 6 个月	第 0、第 2 和第 6 个月

目前四价疫苗和二价疫苗已在全球 130 多个国家和地区上市（包括中国香港、中国澳门和中国台湾）。截止到 2017 年 3 月，71（37%）个国家和地区已经将 HPV 疫苗纳入国家免疫规划。

二、HPV 疫苗作用机制

以 HPV L1 为靶点的预防性疫苗是最早研制成功的预防性 HPV 疫苗，主要是通过将 HPV L1 诱导生成的 HPV 病毒样颗粒（virus-like particle，VLP）装配在酵母菌、杆状病毒、大肠埃希菌、痘病毒等不同的载体中，诱导机体产生特异性抗体。酵母菌是一种高效表达外源基因的载体，具有安全性好、遗传稳定、表达量高、外源基因不易丢失、发酵工艺成熟等优点，四价 HPV 疫苗和九价 HPV 疫苗就是以酵母菌为载体的，使用的佐剂为氢氧化铝。除酵母菌外，杆状病毒也可用作疫苗制备的载体，其表达系统具有安全性好、高容量、高表达效率和表达产物具有高生物活性等诸多优越性。此外，我国厦门大学成功研发的针对 HPV16/18 型的二价 HPV 疫苗是以大肠埃希菌为载体，目前该疫苗已完成 I 期和 II 期临床试验，正在进行 III 期临床试验。

第二节　预防性 HPV 疫苗的效果

一、疫苗保护效果

针对上述三种疫苗开展的大规模的随机、双盲、安慰剂对照的 II / III 期临床试验在许多国家已经完成，疫苗的保护效果数据也陆续得到发表。国外大样本长期随访数据显示，随访时间 2~9.4 年不等，疫苗预防 6 个月、12 个月的 HPV 持续感染有效率分别为 96.9%~100% 和 94.3%~100%，对子宫颈上皮内病变有 90.4%~100% 的保护效果。在美国开展的一项随机、对照国际性临床研究纳入了 1.4 万名 16~26 岁女性，研究受试者接种四价（Gardasil）或九价疫苗（Gardasil9）。九价疫苗在预防 5 种其他 HPV 型别（31、33、45、52 和 58）引起的子宫颈癌、外阴及阴道癌方面被确认有 97% 的效果。

自 2008 年开始,我国陆续开展了二价(Cervarix)和四价(Gardasil)HPV 疫苗临床试验。二价 HPV 疫苗在中国人群的 III 期临床试验中期分析结果显示,6051 名 18~25 岁中国女性(疫苗组 N=3026,安慰剂组 N=3025)在 0、1、6 个月完成三剂接种,随访到 72 个月时,对 HPV16/18 相关的 6 个月持续感染和(或)CIN1$^+$、CIN2$^+$ 的保护率分别是 97.1% 和 87.3%,同时对 HPV31/33/45 有明显的交叉保护作用,对 HPV31/33/45 相关 6 个月持续感染和 CIN2$^+$ 的保护率分别是 51.6% 和 74.9%,对 HPV31 相关的 CIN1$^+$ 的保护率达到 100%。四价 HPV 疫苗在中国人群的 III 期临床试验研究中共纳入 3006 名 20~45 岁受试者,疫苗组和安慰剂组各 1503 名,随访至第 78 个月时发现预防 HPV 16 或 18 相关的 CIN 2、CIN 3、原位腺癌和子宫颈癌的保护效力为 100%(95%CI:32.3%,100%);对 HPV 6、11、16 或 18 相关的 CIN 1、CIN 2、CIN 3、原位腺癌和子宫颈癌的保护效力也是 100%(95%CI:70.9%,100%)。总体上讲,预防性 HPV 疫苗有很好的耐受性,高度免疫原性,能够诱导高的抗体滴度,可以有效降低持续性 HPV 感染和 HPV 相关临床疾病。疫苗对那些从未感染过疫苗包含的 HPV 型别的女性,或者先前感染过随后清除病毒的女性也有作用,但是对那些目前正感染疫苗包含的 HPV 型别的女性似乎无效。

二、疫苗的安全性、副作用和禁忌证

目前上市的三种 HPV 疫苗都是使用 DNA 重组技术,由纯化的 L1 结构蛋白自组装形成 HPV 型别特异空壳,称为病毒样颗粒(VLP),疫苗不含有活生物制品或病毒 DNA,因此不具有传染性,它们也不包含抗生素或防腐剂。预防性 HPV 疫苗的不良反应与流感疫苗、乙肝疫苗等类似,大部分接种对象没有或仅有轻微的不良反应,严重的局部或全身性不良反应很少发生。常见的不良反应主要为接种部位的局部红肿、热痛。一项在 15~25 岁年轻女性中开展的大规模(N=18 644)的 III 期临床试验的中期分析(14.8 个月)显示,疫苗接种组和安慰剂组在安全性方面没有差异。同样一项在中国 18~25 岁年轻女性(N=6051)中开展的四价疫苗的 III 期临床试验,在随访 72 个月后显示疫苗组和安慰剂组在安全性方面没有差异。

目前尚未通过研究评估 HPV 疫苗对妊娠期妇女的影响。在妊娠妇女中收集到的有限数据(包括妊娠登记资料、流行病学研究和临床试验期间的意外妊娠)尚不足以判断接种本品后是否导致发生不良妊娠(包括自然流产)的风险。疫苗说明书建议妊娠期间应避免接种本品。若女性已经或准备妊娠,建议推迟或中断接种程序,妊娠期结束后再进行接种。

非临床研究中的血清学数据表明,大鼠哺乳期间 HPV-16 和 HPV-18 的抗

体可通过乳汁分泌。在临床试验中,尚未观察 HPV 疫苗诱导的抗体经母乳分泌情况。由于许多药物可经母乳分泌,因此,哺乳期妇女接种 HPV 疫苗时应谨慎。

目前全球范围内至少已使用 2 亿支四价和(或)二价 HPV 疫苗,大量监测数据证明了疫苗的长期安全性。WHO 全球疫苗安全顾问委员会(GACVS)根据美国、澳大利亚和日本 HPV 疫苗上市后的监测数据对 HPV 疫苗的安全性进行了定期审议,2017 年 5 月 WHO 更新的立场文件认为三种已经上市的二价、四价和九价 HPV 疫苗均具有良好的安全性和有效性。

第三节　HPV 疫苗的目标人群和免疫策略

一、HPV 疫苗的目标人群和接种程序

(一)目标人群

WHO 在 2017 年 5 月更新的立场文件中确认子宫颈癌和其他 HPV 相关疾病在全球公共卫生问题中的重要性,并再次建议应将 HPV 疫苗纳入国家免疫规划。 因此提出为预防子宫颈癌,建议 9~14 岁未发生性生活的女性作为主要目标人群,15 岁以上的女性或男性为次要目标人群。

由于性行为是 HPV 感染的重要危险因素,在未发生性生活的女性中接种 HPV 疫苗将获得最佳预防效果;但对已经发生性行为的妇女,研究实验表明接种疫苗也有很好的保护作用,建议采用 3 剂次接种程序,且无需在接种 HPV 疫苗前进行 HPV 筛检。

社会经济发展水平是国家和地区将 HPV 疫苗纳入采纳一类或二类疫苗的重要因素之一,目前我国将 HPV 疫苗定为第二类疫苗,即由公民自费并且自愿接种。根据我国临床试验结果,CFDA 批准的二价疫苗接种推荐年龄为 9~25 岁的女性,四价疫苗为 20~45 岁女性。

WHO 建议各国在制定免疫接种策略时充分考虑本国女性初始性行为年龄情况。对于我国有条件的地区提供免费接种时,考虑到成本效益,建议接种重点对象为 13~15 岁女孩。因为根据我国一项全国性流行病学调查,15~24 岁女性报告发生初始性行为的平均年龄在 17 岁。另外我国九年义务教育已有较高的覆盖率,对初中学生接种可能更便于组织和管理。

(二)接种程序

1. WHO 2017 年 5 月更新的立场文件中提出的接种程序包括以下三种:

(1) 二价 HPV 疫苗:对于 9~14 岁的女孩,推荐采用 2 剂次接种程序(第 0、5~13 个月分别接种 0.5ml)。如在首剂接种时,年龄为 15 岁及以上,推荐采用 3 剂次接种程序(第 0、1、6 个月分别接种 0.5ml)。第 2 剂可在首剂后 1~2.5 个

月间接种;第 3 剂在首剂后 5~12 个月间接种。在任何年龄,如第 2 剂接种与首剂接种的间隔时间短于 5 个月,则须接种第 3 剂。目前尚未证实需要再给予一剂加强接种。

(2) 四价 HPV 疫苗:对于 9~13 岁的女孩和男孩,该疫苗可采用 2 剂次接种程序进行接种(第 0、6 个月分别接种 0.5ml)。如接种第 2 剂的间隔时间短于 6 个月,则应接种第 3 剂。此外,该疫苗也可采取 3 剂次接种程序(第 0、2、6 个月分别接种 0.5ml)。在接种第 1 剂后,应至少间隔 1 个月才能接种第 2 剂;在接种第 2 剂后,应至少间隔 3 个月才能接种第 3 剂。对于 14 岁及以上的女孩和男孩,该疫苗应采取 3 剂次接种程序进行接种(第 0、2、6 个月分别接种 0.5ml)。目前尚未证实需要再给予一剂加强接种。

(3) 九价 HPV 疫苗:对于 9~14 岁的女孩,推荐采用 2 剂次接种程序(第 0、6 个月分别接种 0.5ml)。如第 2 剂接种与首剂接种的间隔时间短于 5 个月,则须接种第 3 剂。此外,该疫苗也可采取 3 剂次接种程序(第 0、2、6 个月分别接种 0.5ml)。在接种第 1 剂后,应至少间隔 1 个月才能接种第 2 剂;在接种第 2 剂后,应至少间隔 3 个月才能接种第 3 剂。如在首剂接种时,年龄为 15 岁及以上,推荐采用 3 剂次接种程序(第 0、2、6 个月分别接种 0.5ml)。

2. 我国的 HPV 疫苗免疫程序　经过严格的临床试验,二价 HPV 疫苗和四价 HPV 疫苗分别于 2016 年、2017 年获得中国食品药品监督管理总局的批准,将于 2017 年在我国上市使用。根据疫苗说明书,我国的 HPV 疫苗推荐免疫程序为:

(1) 二价 HPV 疫苗:接种对象推荐用于 9~25 岁的女性。采用肌肉注射,首选接种部位为上臂三角肌。推荐于 0、1 和 6 月分别接种 1 剂次,共接种 3 剂,每剂 0.5ml。根据国外研究数据,第 2 剂可在第 1 剂后 1~2.5 个月之间接种,第 3 剂可在第 1 剂后 5~12 个月之间接种。

(2) 四价 HPV 疫苗:接种对象推荐用于为 20~45 岁女性。采用肌肉注射,首选接种部位为上臂三角肌。推荐于 0、2 和 6 月分别接种 1 剂次,共接种 3 剂,每剂 0.5ml。根据国外临床研究数据,首剂与第 2 剂的接种间隔至少为 1 个月,而第 2 剂与第 3 剂的接种间隔至少为 3 个月。所有 3 剂应该一年内完成。尚未确定该疫苗是否需要加强免疫。

(三) 接种机构

按照《疫苗流通和预防接种管理条例》要求,应到县级卫生计生行政部门指定的具有资质的接种单位接种 HPV 疫苗,具体接种单位可咨询当地疾病预防控制机构。

二、HPV 疫苗在特殊人群中的使用

目前有关免疫功能低下者和(或)HIV 感染者接种 HPV 疫苗的安全性和

免疫原性的信息还很有限,有关 HPV 疫苗 3 剂次接种程序用于血清 HIV 阳性的女性、男性及 7~12 岁感染 HIV 儿童的数据显示,这些人群接种 HPV 疫苗是安全的。HIV 阳性者接种 HPV 疫苗后的血清阳性率与 HIV 阴性受种者相当,无论其是否正在接受抗反转录病毒治疗。

目前有关孕妇接种 HPV 疫苗已经有一些可参考的资料,一方面是来源于因接种时未知晓妊娠状况而纳入Ⅲ期临床试验的孕妇(其已获得妊娠结局)以及通过妊娠登记制度获得。与安慰剂组或对照疫苗组相比,接种 HPV 疫苗的孕妇在妊娠结局或胎儿发育方面均未发现有特别的安全性问题;另一方面是来自疫苗上市后的监测数据,发现因未知晓妊娠状况而接种该疫苗的孕妇其妊娠结局与文献报道的未接种疫苗孕妇的估测妊娠结局相似。即便如此,由于未在孕妇中开展过控制良好的研究,为安全起见,目前尚不推荐在妊娠期接种 HPV 疫苗。此外,从现有证据来看,哺乳期女性接种 HPV 疫苗后,母亲和婴儿发生疫苗相关不良事件的风险并未升高。

三、HPV 疫苗的接种策略

HPV 疫苗的接种策略包括接种对象知情同意和选择、常规接种、群体性接种、基于学校的疫苗接种活动等。根据 WHO 的建议以及国外推广 HPV 疫苗的经验,HPV 疫苗的接种主要包括依托于医院等卫生保健机构和医院以外的机构场所两种途径,而更多的采用医疗保健机构和其他场所相结合的策略。其他场所主要包括学校和其他场所等。我国需要研究即可以达到较高的疫苗覆盖率,同时又符合我国国情的 HPV 疫苗接种策略。

目前在我国 HPV 疫苗属于第二类疫苗,推荐接种的年龄范围为 9~45 岁女性,重点为 13~15 岁女孩。

大众宣传和健康教育非常重要。建议采用以学校为主、社区和医疗卫生机构为辅的 HPV 疫苗接种宣传动员策略,尽可能多地覆盖在校生和校外适龄女性。在知情同意的前提下由有资质的接种单位提供 HPV 疫苗接种服务。

对于 13~15 岁首要目标人群,可依托学校和校医加强宣传,动员目标人群到具备接种资质的单位接种 HPV 疫苗,接种单位做好预防接种知情同意、接种登记和接种情况报告工作,并且要确保疫苗的储存运输、使用管理符合《预防接种工作规范》的要求。

四、人群动员及公众沟通

人群动员及公众沟通对做好 HPV 疫苗接种工作相当重要。公众的理解和支持是开展 HPV 疫苗接种工作的基础。在疫苗接种前取得目标人群以及监护人的理解、信任与支持,才能确保预防接种的顺利开展,并需教育公众对HPV 疫苗接种形成科学、理性的认识。既要提高公众接种疫苗的主动性与积极性,也要让公众认识到预防接种也有一定的风险。通过沟通教育和信息交流,帮助公众缓解和消除其对疫苗安全性的顾虑,提升公众对预防接种工作的满意度,提高公众对于接种 HPV 疫苗的参与度,促进 HPV 疫苗接种工作的全面、健康、有序开展。

在进行人群动员和公众沟通时,有以下方式可供选择:

1. 新闻、网络、报纸等媒体方式,适用于大规模的人群知识普及。

2. 举办知识讲座、讲堂或宣传活动。

3. 建立信息咨询服务中心或一对一沟通的方式,知识系统而全面,而且可根据个人需求进行重点讲解。

4. 发放宣传手册、张贴宣传画报等,简单易行。

5. 新媒体如 QQ、微信、微博、APP 平台等,信息趣味性强,符合公众获取信息新趋势。这几种方式可以联合使用,相辅相成,形成有效的沟通策略。

另外,人群动员和公众沟通的主要对象是全体大众,并重点做好预防接种相关人员的动员及沟通工作,包括医务人员、政府人员、目标人群及其监护人等。保障人群动员和公众沟通的效果将会为后续疫苗免疫接种提供坚实基础。

五、接种服务管理

(一)确定受种对象,通知受种者或其监护人

根据 HPV 疫苗接种策略确定受种对象。采取口头预约、书面预约、电话联系、手机短信(微信)告知、邮件通知、广播通知、公示告知等方式,通知儿童监护人或受种者,告知接种 HPV 疫苗的种类、时间、地点和相关要求。

(二)准备疫苗、接种器材和相关药品

按受种对象人次数的 1.1 倍准备疫苗、注射器材。

准备 75% 乙醇、镊子、棉球杯、无菌干棉球或棉签、治疗盘、体温表、听诊器、压舌板、血压计、1∶1000 肾上腺素、注射器毁型装置或安全盒、污物桶等。

(三)预防接种场所要求

预防接种场所室外要设有醒目的标志,室内清洁、光线明亮、通风保暖,并准备好预防接种工作台、坐凳以及提供接种对象留观、等候的条件。预防接种单位应当按照咨询/登记、预防接种、留观等内容进行合理分区,确保预防接种有序进行。

预防接种室、接种工作台应设置醒目标记;做好室内清洁,使用消毒液或紫外线消毒,并做好消毒记录;接种人员穿戴工作衣、帽、口罩,双手要洗净。

在预防接种场所显著位置公示相关资料,包括:预防接种工作流程。HPV 疫苗的品种、免疫程序、预防接种方法、疫苗价格、预防接种服务价格等。

(四) 预防接种前告知、健康状况询问和知情同意

预防接种工作人员在实施预防接种前,应当告知受种者或其监护人所接种 HPV 疫苗的品种、作用、禁忌、可能出现的不良反应以及注意事项,并如实记录告知情况。

预防接种工作人员在实施预防接种前,应询问受种者的健康状况以及是否有预防接种禁忌等情况,并如实记录询问的内容;当对受种者的健康状况有怀疑时,应建议其到医院进行检查后,决定是否预防接种。

保证接种对象(或其监护人)全面了解接种 HPV 疫苗的好处、可能的风险等信息是进行有效知情同意的前提条件。HPV 疫苗的接种目标人群主要为初中女生,她们年龄尚小缺乏自主决定能力,因此需要充分发挥监护人的作用。但是,当女孩和监护人意见不统一时,建议监护人和女孩进行沟通,必要时可以再次咨询医务人员的意见,待协商一致后再决定是否接种 HPV 疫苗。

(五) 预防接种记录、观察与预约

接种 HPV 疫苗后及时在预防接种证、卡(簿)上,完整、准确登记 HPV 疫苗记录接种疫苗品种、规格、批号、时间等。接种记录可以采用电子和纸质登记方式(根据当地规定执行),接种记录应至少保存 5 年以上。接种记录格式参见附录 4-1。

受种者在预防接种后须留在预防接种现场观察 30 分钟。如出现不良反应,及时处理和报告。接种单位还应与接种对象或其监护人预约下次接种 HPV 疫苗的种类、时间和地点。

(六) HPV 疫苗接种完成情况报告

HPV 疫苗属于第二类疫苗,根据《预防接种工作规范》接种率监测报告要求,接种单位按照"第二类疫苗预防接种情况报表",报告 HPV 疫苗接种情况。

乡(镇)卫生院、社区卫生服务中心每月 5 日前收集辖区内接种单位上一月包括 HPV 疫苗接种情况的"第二类疫苗预防接种情况报表",汇总后通过"中国免疫规划信息管理系统"进行网络报告。

(七) 疑似预防接种异常反应监测

在接种 HPV 疫苗后,少数接种者可能会出现不同程度的异常反应,如接种后局部的红、肿、热、疼等,也可能发生较严重的异常反应。因此,在疫苗接种后,一方面要在接种现场留观 30 分钟,确定未发生异常反应才能离开。另一方面,要严格按照《全国疑似预防接种异常反应监测方案》要求,做好 HPV 疫苗疑似预防接种异常反应监测报告、调查诊断、鉴别处置等工作。具体报告、调查内容见附录 4-2,4-3 和 4-4。

六、HPV 疫苗预防接种计划的监督和评估

接种 HPV 疫苗需要严格按照《预防接种工作规范》的要求。接种单位在提供 HPV 疫苗接种时，要做好预检、登记、接种、观察、报告、监测和评估工作。这样不仅有助于评价预防接种的效果，也可以及时发现存在的问题并加以改进，保障预防接种工作顺利有效开展。

需要指出的是，HPV 疫苗接种是一级预防措施，应该作为预防子宫颈癌以及 HPV 相关疾病的多种策略中的一部分，引进 HPV 疫苗不应对制订和维持有效的子宫颈癌筛查项目造成影响，接种疫苗的女性仍需要进行子宫颈癌筛查，因为 HPV 疫苗并不能预防所有 HR-HPV 型别。随着 HPV 疫苗在人群接种率的提高，HPV 感染和 CIN 的发生会越来越少，从而使得筛查频次减少，筛查间隔也将延长。

参 考 文 献

1. WHO. Human papillomavirus vaccines: WHO position paper, 2017, 92, 241-268.

2. Harper DM, Franco EL, Wheeler CM, et al. Sustained efficacy up to 4.5 years of a bivalent L1 virus-like particle vaccine against human papillomavirus types 16 and 18: follow-up from a randomised control trial. Lancet, 2006, 367 (9518): 1247-1255.

3. Paavonen J, Jenkins D, Bosch FX, et al. Efficacy of a prophylactic adjuvanted bivalent L1 virus-like-particle vaccine against infection with human papillomavirus types 16 and 18 in young women: an interim analysis of a phase III double-blind, randomised controlled trial. The Lancet, 2007, 369 (9580): 2161-2170.

4. Naud PS, Roteli-Martins CM, De Carvalho NS, et al. Sustained efficacy, immunogenicity, and safety of the HPV-16/18 AS04-adjuvanted vaccine: Final analysis of a long-term follow-up study up to 9.4 years post-vaccination. Human vaccines & immunotherapeutics, 2014, 10 (8): 2147-2162.

5. Zhu FC, Chen W, Hu YM, et al. Efficacy, immunogenicity and safety of the HPV-16/18 AS04-adjuvanted vaccine in healthy Chinese women aged 18-25 years: Results from a randomized controlled trial. International Journal of Cancer, 2014, 135 (11): 2612-2622.

6. Zhao FH, Tiggelaar SM, et al. A multi-center survey of age of sexual debut and sexual behavior in Chinese women: suggestions for optimal age of human papillomavirus vaccination in China. Cancer Epidemiol, 2012, 36 (4): 384-390.

7. Zhu FC, Hu SY, Hong Y, et al. Efficacy, immunogenicity and safety of the HPV-16/18 AS04-adjuvanted vaccine in Chinese women aged 18-25 years: event-triggered analysis of a randomized controlled trial. Cancer Medicine, 2017, 6 (1): 12-25.

8. Schiller JT, Müller M. Next generation prophylactic human papillomavirus vaccines. The Lancet Oncology, 2015, 16 (5): e217-e225.

9. WHO. Comprehensive cervical cancer control-A guide to essential practice Second edition. Geneva: WHO Press, 2014.

10. 国家卫生计生委《预防接种工作规范》. 2016 版.

第一节　子宫颈癌筛查方法

一、筛查的概念和目的

筛查是用于危险人群和目标人群的一种公共卫生干预手段,不是用来诊断疾病,而是用于识别很可能患有或将会患有某种疾病的个体。并非所有的疾病都适宜进行筛查,可以进行筛查的疾病应满足以下条件:

1. 对公共健康有严重影响的疾病。
2. 在临床前期(无症状期)可以检测的疾病。
3. 筛查方法必须简单、无创、敏感、特异、经济和易于被目标人群所接受。
4. 无症状期的治疗对长期病程和疾病进展有积极作用。
5. 初筛阳性的人群需要进一步检查和治疗的方法应当是能够得到、易于接受并且经济上能够负担得起。

子宫颈癌筛查均能够满足上述条件,具有较好的经济效益和社会效益。它的主要目的就是发现具有进展潜能的癌前病变患者以及早期浸润癌者,对其进行治疗;同时对低级别病变患者及 HR-HPV 感染人群进行随访。

二、不同筛查方法的特点

子宫颈浸润癌有较长的癌前病变期,筛查结果异常/阳性后有成熟的确诊方法,可以发现早期子宫颈癌及癌前病变,并进行有效的治疗。目前子宫颈癌筛查方法有多种,由于受筛查方法本身、技术人员操作水平、操作环境等因素的影响致使每种方法都有一定的局限性,没有任何一种筛查方法可以完全避免假阳性或假阴性,所以应选择尽量准确且适宜本地卫生技术条件和经济水平的筛查技术。表 5-1 总结了目前常用的子宫颈癌筛查方法的原理和准确性等重要特点。

目前常用的子宫颈癌筛查方法包括以下三种:

(一)细胞学

细胞学筛查包括两种制片技术:传统的巴氏涂片(pap smear)和液基制片

表 5-1 三种子宫颈癌筛查方法特点比较

筛查方法特性	细胞学	醋酸染色肉眼观察 (VIA)	HPV 检测技术
检测原理	观察子宫颈脱落细胞形态学改变	5% 醋酸涂抹子宫颈，普通白炽光源下肉眼直接观察子宫颈上皮的染色反应	不同产品检测原理不同，例如杂交捕获 (HC2)、PCR 荧光、酶切信号放大、mRNA 技术等
灵敏度和特异度 (检测 CIN2$^+$)	灵敏度约 53%~81%；特异度 >90%	灵敏度 48%；特异度为 90%	灵敏度约 90%~97%；特异度为 85%
检查结果	异常分级 (ASC-US、ASC-H、LSIL、HSIL、SCC、AGC-NOS、AGC-FN、AIS、ADCA)	阳性、阴性	阳性、阴性
结果可重复性	主观性较强，可重复性较差，取样、制片和诊断过程中影响因素繁多	主观性强，可重复性差，受医师诊断水平影响较大，不推荐用于绝经后妇女	较客观，可重复性好，受人为因素影响较小
检测形式	逐例检测	逐例检测	批量
培训难易程度	培训难度较大	易于培训，但需要定期反复培训，以维持较好的技术水平	需要一定实验检测基础。根据方法不同，培训难易程度不同
设备	实验室通风良好，双目光学显微镜，专业制片设备	设备简单	一般需要标准实验室，需要 HPV 检测试剂生产厂商特殊要求的设备

技术(liquid-based cytology,LBC)。许多发达国家因开展细胞学筛查,子宫颈癌的发病率和死亡率已有明显下降。但细胞学筛查需要建立高质量的细胞学检查系统,培养训练有素、能熟练阅片的细胞学技术人员,耗资巨大。加之细胞学筛查灵敏度不令人满意,欧美国家的一项荟萃分析显示细胞学筛查子宫颈癌前高度病变(CIN2$^+$)的灵敏度仅为53%,并且各个国家不同实验室的筛查结果差别非常大。自LBC应用以来,并未发现有高质量的文献支持其提高了细胞学筛查的灵敏度和特异度,但LBC的制片技术明显优于传统的巴氏涂片;在液基制片过程中去除了样本中过多的血液和黏液,减少了其对上皮细胞的覆盖;在计算机程序控制下制成单层平铺的细胞薄片,减少了细胞重叠;标本湿固定,结构清晰易于鉴别;每张涂片观察细胞量减少,减轻了细胞学工作者视力疲劳;并且剩余的标本可用于进行HPV检测。

由于细胞学筛查存在着技术瓶颈,因此,只有在严格的质量控制下,细胞学筛查的准确性才能得到保证。应加强对细胞学医师的培养、培训及质控。

(二) 醋酸肉眼观察(VIA)

VIA是一个操作相对简单,检查结果快速可得、费用低廉、易于培训和掌握的方法,是WHO推荐资源缺乏地区的一种可选择的筛查方法。但由于其灵敏度和特异度相对较低,难以质量控制,也不适合绝经后妇女筛查,仅适于在不具备细胞学和HPV检测的地区使用。

(三) HR-HPV检测

目前所有HPV检测均为HPV高危亚型检测。国内外大量证据表明HPV检测筛查CIN2$^+$的灵敏度高达97%,特异度也达85%,客观性及可重复性强。因此,与受主观性影响较大的细胞学和VIA筛查相比,HPV检测结果的高度可重复性使筛查的质量控制体系更简单和经济。鉴于HPV检测技术的高灵敏度、高阴性预测值及客观性,已经成为子宫颈癌筛查策略的主要组成部分。值得关注的是,对于用于子宫颈癌筛查的HPV检测方法的评估,应以CIN2$^+$作为研究判定终点,检测CIN2$^+$和CIN3$^+$的灵敏度应该至少≥90%。因此,子宫颈癌筛查必须是经过严格临床验证,且证明能够用于子宫颈癌筛查的HPV检测产品方可使用。2014年美国首次批准HPV用于一线子宫颈癌初筛。

第二节　子宫颈癌筛查方案和流程

一、子宫颈癌筛查的起始年龄和终止年龄

筛查的起始年龄应根据各国、各地区子宫颈癌发病的年龄特点来确定。目前在各国略有不同,美国癌症协会(ACS)、美国阴道镜及子宫颈病理协会

（ASCCP）、美国临床病理协会（ASCP）建议对 21 岁以上有性生活史的女性开始进行筛查。欧洲定为 25 岁以上。WHO 建议在 30 岁或以上的女性中筛查；对于 HIV 感染或在 HIV 感染高发区居住、机体免疫功能低下的女性，筛查起始年龄需适当提前。鉴于我国目前子宫颈癌发病年龄特点，推荐筛查起始年龄在 25~30 岁。

65 岁及以上女性若过去 10 年内每 3 年一次连续 3 次细胞学检查无异常或 每 5 年一次连续 2 次 HPV 检测阴性，无 CIN 病史，则不需要继续筛查。

二、推荐的子宫颈癌筛查及管理方案与流程

1. **子宫颈癌筛查及管理方案** 我国地域广阔，不同地区的经济和卫生技术水平、子宫颈癌的疾病负担差异较大，单一的某种筛查方法不能满足不同地区多元的筛查需求，需要因地制宜选择适宜本地人力和经济资源条件的筛查方案，以提高筛查的覆盖率和效率。综合国内外子宫颈癌筛查的最新进展和我国国情，我国目前子宫颈癌筛查方案推荐以下四种：即 细胞学、VIA、HPV 检测以及 HPV 和细胞学联合筛查，筛查和管理方案详见表 5-2。

表 5-2 我国推荐的子宫颈癌筛查和管理方案 ①

年龄	推荐筛查方案	筛查结果的管理
<25 岁	不筛查	
25~29 岁	细胞学检查	1. 细胞学阴性，每 3 年重复筛查 2. 细胞学 ASC-US (1) 首选 HPV 检测分流，若 HPV 阳性，阴道镜检查；HPV 阴性，3 年重复筛查[注1] (2) 12 个月复查细胞学 (3) 无随访条件，阴道镜检查 3. 细胞学 >ASC-US，阴道镜检查
30~64 岁	细胞学检查	1. 细胞学阴性，每 3 年重复筛查 2. 细胞学 ASC-US (1) 首选 HPV 检测分流，若 HPV 阳性，阴道镜检查；HPV 阴性，3 年重复筛查[注1] (2) 12 个月复查细胞学 (3) 无随访条件，阴道镜检查 3. 细胞学 >ASC-US，阴道镜检查

① 本指南不适用于特殊人群，如 HIV 感染、免疫功能受损、宫内已烯雌酚暴露史、既往 CIN2+ 治疗后及 AIS 和子宫浸润癌治疗后人群

续表

年龄	推荐筛查方案	筛查结果的管理
30~64岁	HR-HPV检测	1. HPV阴性,每3~5年重复筛查 2. HPV阳性 **(1) 选择1:细胞学分流** ➢ 细胞学阴性:12个月复查 ➢ ≥ASC-US:阴道镜检查 **(2) 选择2:HPV16/18分型检测分流** ➢ HPV16/18阴性,其他高危型阳性+细胞学阴性:12个月复查;细胞学≥ASC-US行阴道镜检查 ➢ HPV16/18阳性:阴道镜检查 **(3) 选择3:进行VIA检测分流** ➢ VIA阴性:12个月复查 VIA阳性:阴道镜检查
	HPV和细胞学联合筛查	1. HPV阴性和细胞学阴性,每5年重复筛查[注2] 2. HPV阳性,细胞学阴性 **(1) 选择1:** ➢ HPV高危亚型阳性:12个月复查 **(2) 选择2:** ➢ HPV分型16/18阳性,阴道镜检查;其余高危型阳性:12个月复查 3. 细胞学和HPV均阳性 细胞学≥ASC-US,阴道镜检查 4. 细胞学阳性,HPV阴性 ➢ 细胞学ASC-US:3年复查细胞学+HPV检测[注1] ➢ 细胞学≥LSIL,阴道镜检查
	VIA检查	VIA阴性:每2年重复筛查[注3] VIA阳性:阴道镜检查
≥65岁	若过去10年筛查结果阴性(连续3次细胞学检测阴性或2次联合筛查阴性),无CIN病史,终止筛查	

续表

年龄	推荐筛查方案	筛查结果的管理
子宫切除术后女性（因良性病变切除）	不筛查	

【注1】 如果是高质量的细胞学，HPV 阴性的 ASC-US 妇女患 CIN2$^+$ 的风险低于细胞学检测阴性妇女，推荐筛查间隔为 3 年，对于细胞学医师以及细胞学质控相对不足地区，复查间隔可为每 12 个月，没有随访条件的可直接转诊阴道镜

【注2】 HPV 和细胞学双阴性妇女患 CIN2$^+$ 的风险极低，推荐重复筛查间隔至少为 5 年。

【注3】 VIA 阴性妇女患 CIN2$^+$ 的风险高于细胞学阴性妇女，略低于 HPV 阳性且细胞学阴性妇女，推荐每 2 年重复筛查。绝经期妇女因宫颈萎缩严重影响 VIA 的筛查效果，不推荐使用 VIA 进行筛查

2. **子宫颈癌筛查流程** 根据国内外关于子宫颈癌筛查的循证依据，本指南推荐的子宫颈癌筛查流程（针对有组织的筛查人群）见图 5-1~ 图 5-4。

三、特殊人群的筛查建议

1. HPV 疫苗接种后，根据特定年龄的推荐方案同非疫苗接种者一样定期接受子宫颈癌筛查。

2. **妊娠妇女** 有妊娠意愿的女性应在孕前检查时询问近 1 年内是否进行过子宫颈癌筛查，如没有，应建议进行子宫颈癌筛查，或在第一次产检时进行。

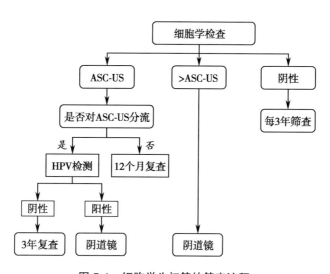

图 5-1 细胞学为初筛的筛查流程

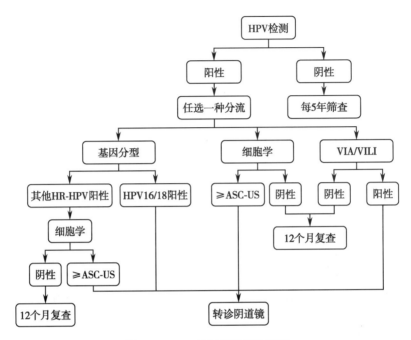

图 5-2　HPV 为初筛的筛查流程

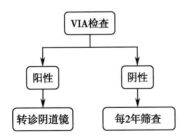

图 5-3　VIA 为初筛的筛查流程

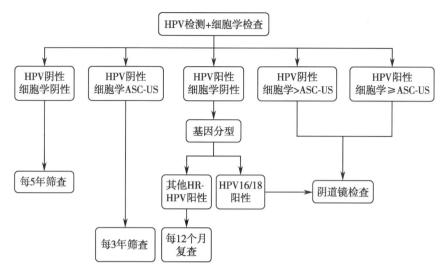

图 5-4 HPV 和细胞学联合筛查流程

3. **高危妇女** 存在高危险因素的妇女,如 HIV 感染妇女、免疫抑制妇女(如接受了器官移植妇女)、宫内己烯雌酚暴露妇女,既往因 CIN2、CIN3、AIS、子宫颈浸润癌接受过治疗的妇女应缩短子宫颈癌筛查间隔。

四、子宫颈癌筛查的利弊

通过早期发现、诊断和治疗癌前病变和早期子宫颈癌,从而降低子宫颈癌的发病率和死亡率是子宫颈癌筛查的目标和意义所在。发达国家子宫颈癌发病率的下降,主要与实施的全国范围的子宫颈癌筛查计划有关。然而任何筛查方法的灵敏度、特异度不可能同时达到 100%,均存在不同程度的漏诊即假阴性(异常子宫颈报告为正常)失去早期发现和治疗的机会和误诊即假阳性(正常子宫颈被认为异常),导致不必要的焦虑、过度的检查或治疗。此外检查本身也会给一些妇女带来心理上的负担和紧张。因此,应尽力加大妇女人群筛查的覆盖面,根据当地资源和能力状况计划和实施好子宫颈癌筛查工作,选择适宜的筛查方法;开展大众子宫颈癌防控的宣传教育,并针对性地做好咨询和心理疏导工作。

五、子宫颈癌筛查的伦理学要求

1. 筛查必须以目标人群自愿参加为原则,如果拒绝筛查,不会影响其他临床诊疗。目标人群对筛查的全部程序和筛查利弊享有知情权,其隐私应得到充分的尊重,对其提供的基本信息、筛查结果等应保密。以上问题都应写入知情同意书中,并进行告知。

2. 子宫颈癌筛查的目标人群是所有符合筛查条件的适龄妇女,因此应根据不同地区的经济条件和技术水平,选择适宜的筛查技术和方案。

3. 对于筛查结果阳性的妇女,应告知其需要进一步检查确诊,对确诊或高度可疑子宫颈癌前病变者应进行治疗,并为其安排下一步的检查或治疗方案。

参 考 文 献

1. Saslow D, Solomon D, Lawson HW, et al. American Cancer Society, American Society for Colposcopy and Cervical Pathology, and American Society for Clinical Pathology Screening Guidelines for the Prevention and Early Detection of Cervical Cancer.CA Cancer J Clin, 2012, 62(3): 147-172.

2. 乔友林,章文华,李凌,等.子宫颈癌筛查方法的横断面比较研究.中国医学科学院学报, 2002, 24(1): 50-53.

3. Cuzick J, Clavel C, Petry KU, et al. Overview of the European and North American studies on HPV testing in primary cervical cancer screening. Int J Cancer, 2006, 119: 1095-1101.

4. National Health Service. NHS cervical screening programmes. London: NHS, 2014 [2014-07-18]. http://www.cancerscreening.nhs.uk/cervica/index.html.

5. Saslow D, Solomon D, Lawson HW, et al. American Cancer Society, American Society for Colposcopy and Cervical Pathology, and American Society for Clinical Pathology Screening Guidelines for the Prevention and Early Detection of Cervical Cancer.CA Cancer J Clin, 2012, 62(3): 147-172.

6. Shi JF, Belinson JL, Zhao FH, et al. Human papillomavirus testing for cervical cancer screening: results from a 6-year prospective study in rural China. American journal of epidemiology, 2009, 170(6): 708-716.

7. Zhao FH, Hu SY, Zhang Q, et al. Risk assessment to guide cervical screening strategies in a large Chinese population. Int J Cancer, 2016, 138(11): 2639-2647.

8. Katki HA, Kinney WK, Fetterman B, et al. Cervical cancer risk for women undergoing concurrent testing for human papillomavirus and cervical cytology: a population-based study in routine clinical practice. Lancet Oncol, 2011, 12: 663-672.

9. Sawaya GF, Smith-McCune K. Cervical Cancer Screening.OBSTETRICS & GYNECOLOGY, 2016, 127(3): 459-462.

10. Hormuzd AK, Mark Schiffman, Philip EC, et al. Benchmarking CIN3+ risk as the basis for incorporating HPV and Pap cotesting into cervical screening and management guidelines. J Low Genit Tract Dis, 2013, 17: S28-S35.

11. Sawaya GF, Smith-McCune K. Cervical Cancer Screening.OBSTETRICS & GYNECOLOGY, 2016, 127(3): 459-462.

第一节 子宫颈癌前病变的诊断方法

子宫颈癌前病变的诊断方法是指用来确诊子宫颈癌筛查结果异常者是否存在子宫颈癌前病变或子宫颈浸润癌的方法。目前国内外最常用的是三阶梯诊断方法即子宫颈癌筛查、阴道镜检查、组织病理学诊断。

一、阴道镜检查

（一）检查指征

1. 筛查结果异常

（1）细胞学异常：

1）HPV 检查阳性后细胞学检查结果 ≥ASC-US。

2）细胞学检查结果 >AUS-US；细胞学检查结果为 ASC-US 经 HPV 分流，HPV 阳性者。

（2）HPV16 或 18 型阳性，或间隔 12 个月复查 HPV 持续阳性者。

（3）VIA 阳性。

2. 临床表现

（1）肉眼可见的子宫颈溃疡、肿物或赘生物。

（2）肉眼可疑或其他检查可疑癌。

（3）不明原因的下生殖道出血或者接触性出血、白带异常等。

3. 外阴阴道 HPV 相关鳞状上皮病变。

4. 癌前病变治疗后随访。

（二）检查禁忌证

阴道镜检查没有绝对的禁忌证。急性下生殖道感染可能会影响阴道镜检查的准确性，建议治疗感染后再行阴道镜检查。

（三）检查前要求和准备

1. **病人及医务人员准备** 受检者 24 小时内避免阴道性交、冲洗和上药；尽量避开经期检查。绝经后生殖道上皮成萎缩性改变者，检查前 2~3 周可局部应用雌激素。检查前医师应全面收集病史包括首次性生活年龄、性伴侣数、妊娠史、末次月经日期、子宫颈癌筛查结果,向患者讲明阴道镜检查目的和意义,解除患者思想顾虑,得到患者理解并同意。

2. **检查器械及试剂** 阴道镜检查前准备:无菌的阴道窥器、活检钳、刮匙、血管钳、无菌棉球、装有甲醛的病理瓶/袋、圆珠笔以及标签等。检查试剂准备,包括生理盐水、消毒液、3%~5% 醋酸、5% 复方碘溶液(即 Lugol 碘液)等。

(四) 阴道镜检查步骤和注意事项(见附录 6-1)

(五) 阴道镜评价

阴道镜检查结果的评价是以充分和不充分来描述。充分的定义是柱状上皮、鳞状上皮以及鳞柱交界 360° 完全可见,如果存在子宫颈病变,整个病变包括病变的近端、远端边界必须在阴道镜下完全可见。

(六) 阴道镜检查评估结果的分级标准

1. **正常阴道镜所见** 原始鳞状上皮(成熟、萎缩)、柱状上皮(外移)、化生鳞状上皮、纳氏囊肿、腺开口、妊娠期蜕膜。

2. **异常阴道镜所见** 注意描述病变范围及其与转化区关系,转化区以内或以外,以时钟标示病变部位;还应描述病变累及的宫颈象限数,病变面积占据子宫颈表面面积的百分率。

(1) 高级别病变(high-grade squamous intraepithelial lesion,HSIL):醋白上皮快速出现、厚醋白上皮、袖口状腺体开口、病变边界锐利、粗大不一的镶嵌样改变、粗大不一的点状血管、病变内部醋白分界和脊样隆起。除此之外,上皮易于卷曲剥脱也与高级别病变有关。

(2) 低级别病变(low-grade squamous intraepithelial lesion,LSIL):薄的醋白上皮、边界不规则地图样、均一的镶嵌样改变、均一的点状血管。

(3) 非特异性改变:白斑(角化、过度角化)、糜烂、Lugol 碘液染色(即 Schiller 试验)染色或不染色。

3. **可疑浸润癌** 可见非典型血管,其他征象如脆性血管,表面不规则,外生型病变,坏死,溃疡(坏死的),肿瘤/肉眼可见肿瘤等。

4. **杂类** 先天性转化区、湿疣、息肉(子宫颈外口、子宫颈管内)、炎症、狭窄、先天异常、治疗后子宫颈改变、子宫内膜异位症等。

(七) 特殊时期的阴道镜检查

1. **妊娠期的阴道镜检查** 妊娠期异常细胞学的处理与非妊娠期相同,但妊娠期细胞学检查结果提示子宫颈癌低风险时延迟进行阴道镜检查是合理的,因此细胞学 ASCUS 或 LSIL 延迟至产后 6 周评估是可接受的。

其他妊娠期阴道镜检查的指征包括:①肉眼可见的子宫颈肿物;②组织学子宫颈高级别病变的随访;③不能解释的非产科因素的阴道出血和性交后

出血。

妊娠期的生理性变化会影响阴道镜的评估,建议妊娠期的阴道镜检查由经验丰富的阴道镜医师操作。

妊娠期阴道镜检查的最主要目的是及时发现子宫颈浸润癌,当发现子宫颈高级别及以上病变时,推荐子宫颈活检,在出现异常的各象限病变最严重处活检,活检后应注意压迫止血。在妊娠期禁行子宫颈管搔刮(endocervical curettage,ECC)。

2. **绝经后的阴道镜检查** 绝经后妇女由于体内的雌激素缺乏,阴道子宫颈黏膜萎缩,毛细血管脆性增加,阴道镜检查置入窥器时,易致黏膜擦伤、出血、子宫颈暴露困难等,阴道镜检查时操作应轻柔,必要时可局部使用2~3周雌激素予以改善阴道局部状况,提高阴道镜检查的依从性及准确性。同时,由于雌激素的缺乏,子宫颈转化区常内移,部分或完全不可见,检查时应注意评价子宫颈管。

二、子宫颈活检

阴道镜检查时,对于出现异常的子宫颈病变部位应进行活检,即需采集到足够并且可以代表子宫颈阴道部、子宫颈管内和下生殖道存在的最严重病变部位的组织标本,而对于细胞学筛查结果为高级别异常者即使阴道镜下未见明显病变,也要在子宫颈四个象限鳞柱交界部的未见异常转化区进行随机活检,以提高对高级别病变诊断的灵敏度。

(一)阴道镜指引下的子宫颈活检术原则

1. 应在阴道镜低倍放大下进行。

2. 阴道镜检查时在出现异常的各象限病变最严重处分别取活检组织一块。

3. 通常应在靠近新鳞柱交界(squamous columnar junction,SCJ)的异常区域活检。

4. 活检顺序为先取子宫颈后唇组织,再取前唇组织,以免因前唇的创面出血而影响后唇组织的取材。

5. 子宫颈细胞学结果为 ASC-H、HSIL、非典型腺细胞(atypical endometrial cells,AGC)者即使阴道镜检查未发现异常,也应在子宫颈四个象限分别进行多点随机活检和子宫颈管搔刮术(ECC)。操作时严格掌握指征,取活检时注意深度和宽度,以免造成过度损伤、出血,以及影响下一步的处理。

(二)子宫颈管搔刮术(ECC)原则

1. 非妊娠期进行。

2. 细胞学检查结果为 AGC、ASC-H、HSIL。

3. 细胞学检查结果为 LSIL,阴道镜检查未发现病变或评估不充分时。

4. 细胞学检查结果为 ASC-US,阴道镜检查充分但未发现病变时。

5. 子宫颈消融治疗前。

(三)子宫颈活检前后的注意事项

活检作为诊断子宫颈癌前病变的方法,操作前需要准备固定保存活检标本的容器及固定液。活检标本和 ECC 标本一样,固定后需送到具备病理诊断能力且有质量控制体系的医疗机构进行病理检查。同时应告知患者待结果回报后应复诊,及时反馈结果并结合患者病例特点提出后续管理建议。对于无法前来复诊的患者,应尽可能通知到患者并告知诊疗计划。

第二节　子宫颈活检组织病理学诊断标准

对于子宫颈筛查结果异常 / 阳性者经阴道镜评价并在阴道镜下活检后,组织病理学的诊断是判断有无子宫颈上皮内病变以及病变程度的金标准。

一、鳞状上皮内病变

(一)低级别鳞状上皮内病变(LSIL)

LSIL 包括 CIN 1、p16 染色阴性的 CIN2、HPV 感染所致的湿疣病变以及以前被命名的轻度非典型增生。病理形态特征如下:基底细胞增生和挖空细胞形成(koilocytosis),这些挖空细胞主要分布在上皮的上半部分,鳞状上皮上 2/3 有成熟现象,表浅层细胞一般为轻度异型性,上皮全层细胞可以出现核异型,但异型程度轻,核分裂象不多,主要局限在上皮的下 1/3~1/2 层面,罕见病理核分裂。免疫组化染色,多数病例 p16 阴性,部分病例可以呈现阳性,Ki-67 阳性细胞数多位于上皮的下 1/3 层面。

(二)高级别鳞状上皮内病变(HSIL)

HSIL 包括 p16 染色阳性的 CIN 2、CIN3 以及以前被命名的重度非典型增生和原位癌。病理形态特征如下:鳞状上皮上 1/3~1/2 有成熟现象或完全无成熟现象,上皮 1/2 以上(CIN2)或是 2/3 以上乃至全层(CIN3)为异型细胞所替代,细胞核异型性明显,分裂象增多,常见病理核分裂,但上皮基底膜仍清晰完整。免疫组化染色,几乎所有 HSIL 病变 p16 都呈现弥漫阳性,Ki-67 阳性细胞数位于上皮 1/2 甚至全层。

二、腺上皮内病变——原位腺癌(AIS)

原位腺癌(adenocarcinoma in situ,AIS)其组织形态学特征为:子宫颈黏膜保持正常腺体结构,细胞学表现恶性的上皮细胞累及全部或部分黏膜表面或腺腔上皮,这些细胞核增大,染色质粗糙,有小的单个或多个核仁,核分裂活性增加,可有不同程度的细胞核复层。免疫组化染色:普通型 AIS 常常呈现 p16 阳性,Ki-67 高表达(阳性)以及雌激素受体(estrogen receptor,ER)和孕激素受体(progestrone receptor,PR)的表达丢失(阴性)。

第三节 组织病理学确诊的子宫颈上皮内病变的管理原则

一、组织病理学确诊的鳞状上皮内病变的管理原则

(一)LSIL 的管理原则

LSIL 随访中有 60% 的病变可自然消退,30% 的病变持续存在,约有 10% 的病变会在 2 年内进展为 HSIL。虽然原则上无需治疗,但一定要临床观察随访。应根据诊断前的细胞学结果进行分层管理,以减少 HSIL 的漏诊。

1. **细胞学检查结果为 ASC-US、LSIL 经组织病理学诊断 LSIL 的处理** 临床上漏诊 HSIL 的几率相对低,阴道镜评价充分时,无需治疗,临床随访;阴道镜评价不充分时,应进一步评估、明确子宫颈管内有无 HSIL。

2. **细胞学检查结果为 ASC-H、HSIL 经组织病理学诊断的 LSIL 或未发现病变的处理** 临床上漏诊 HSIL 的几率相对高,可选择:

(1) 诊断性锥切术。

(2) 如果阴道镜评价充分、子宫颈管取样阴性时,可随访观察。

(3) 或重新回顾细胞学、阴道镜以及组织病理学结果,重新诊断并处理。

3. **特殊人群的 LSIL 管理**

(1) 21~24 岁妇女:该人群的子宫颈癌风险低(21~24 岁年发生率 1.4/10 万),HPV 感染常见,子宫颈上皮内病变常自然消退,故对于 21~24 岁妇女的细胞学异常管理应相对保守,轻微的细胞学异常者以观察随访为主。细胞学 ASC-US 或 LSIL 后组织病理学诊断的 LSIL,12 个月后复查细胞学;如复查的细胞学仍为 ASC-US 或 LSIL,再 12 个月后复查细胞学;如复查的细胞学为 ASC-H 及以上,则转诊阴道镜检查;细胞学 ASC-H 或 HSIL 后组织病理学诊断的 LSIL,阴道镜检查充分,子宫颈管取样阴性,建议两年内每 6 个月间隔的细胞学 + 阴道镜观察,如果在随访中阴道镜下发现 HSIL 病变或细胞学 HSIL 持续 1 年,建议再次活检;如果细胞学 HSIL 持续 24 个月尚未检出 CIN2$^+$ 病变,建议行诊断性锥切术,如果阴道镜检查不充分或子宫颈管取样病理提示 CIN2、CIN3、CIN2,3 或 CIN 无法定级,建议行诊断性锥切术。

(2) 妊娠期妇女:当细胞学异常,阴道镜下组织病理学为 LSIL 时,最主要

的目的是除外子宫颈浸润癌。如细胞学、阴道镜检查以及组织病理学无子宫颈浸润癌证据时临床上无需特殊处理,产后 6~8 周复查。

4. LSIL 的随访方案 随访的目的是及时发现病情进展者或 HSIL 漏诊者。建议在 12 个月和 24 个月进行细胞学联合 HPV 检测,两次检查结果均阴性,转为常规筛查;任何一项检查异常时应行阴道镜检查,并按照组织病理学的结果进行相应的管理。

(二) HSIL 的管理原则

HSIL 包括既往 3 级分类法的 CIN2、CIN3,建议有条件的医疗机构对 CIN2 进行进一步 p16 免疫组化染色,p16 染色阳性者归为 HSIL,p16 染色阴性者按 LSIL 处理,以减少过度治疗;对于没有条件进行 p16 检测的医疗机构,CIN2 患者可按照 HSIL 管理原则处理,但对于年轻有生育要求者的处理应慎重。

1. HSIL 的处理 HSIL 为子宫颈的癌前病变,如不干预,10 年内约有 20%HSIL 患者进展为子宫颈浸润癌。临床上对于 HSIL 建议干预,不建议随访(详见本章第四节"组织病理学确诊的子宫颈癌前病变的治疗与随访")。

2. 特殊人群的 HSIL 管理

(1) 21~24 岁:

1)病理为 CIN2 时,建议 6 个月及 12 个月细胞学 + 阴道镜观察。

2)病理为 CIN2/3 时,可治疗,也可在 6 个月及 12 个月细胞学 + 阴道镜观察。

3)病理特指为 CIN3 时,建议治疗。

4)CIN 2/3 或 CIN2 病变持续 2 年及以上时,建议治疗。

(2) 妊娠女性:无子宫颈浸润癌证据时可每 10~12 周复查细胞学及阴道镜检查,产后 6~8 周复查。

二、组织病理学确诊的子宫颈原位腺癌(AIS)的管理

AIS 目前认为是子宫颈腺癌的癌前病变,25%~88% 病变与 HPV18 的持续感染相关,50% 同时合并有 HSIL。由于 AIS 的病变多位于子宫颈管内,不在阴道镜检查的范围内,AIS 病变在阴道镜下的改变常无特异性,AIS 病灶常向子宫颈管内深部延伸,且部分病变呈多中心或跳跃性特征,所以 AIS 的诊断需依据子宫颈诊断性锥切术后的病理结果。AIS 一旦诊断应积极治疗,不建议观察。

第四节 组织病理学确诊的子宫颈癌前病变的治疗与随访

对于在子宫颈癌筛查过程中发现的异常 / 阳性人群经阴道镜评估、组织

病理证实的子宫颈高级别鳞状上皮内病变(HSIL)以及原位腺癌(AIS)妇女应进行积极的干预。治疗方案的选择应根据患者年龄、生育要求、病变的组织病理学类型、阴道镜下转化区类型、患者的随诊条件以及治疗者的经验等决定,治疗应遵循个性化的原则,目前常用的治疗方法包括子宫颈消融治疗及子宫颈切除性治疗。对于经充分阴道镜检查组织病理学诊断为 LSIL 者,应结合其细胞学结果,如筛查结果、阴道镜拟诊以及组织病理学结果间无明显差异者应加强随访,定期复查,对于三者结果间不一致者应进一步检查,以免漏诊 HSIL 病变。

一、HSIL 的治疗与随访

(一)HSIL 的初始治疗

对于阴道镜检查充分者,可选择行子宫颈锥切术,或慎重选择子宫颈消融性治疗;对于阴道镜检查不充分者应选择子宫颈锥切术。子宫全切术不作为首选治疗方法。对于行子宫颈切除性治疗的妇女,切除标本应行 12 点连续切片的病理评估,对于组织病理学确诊为子宫浸润癌者应及时转诊肿瘤医师,对于组织病理学确诊为 HSIL 者在治疗后应长期随访。

(二)HSIL 治疗后的随访

HSIL 治疗后均存在病变持续存在、复发、进展为子宫颈浸润癌风险,治疗后 20 年内子宫颈浸润癌的发生率高于普通人群,建议长期随访。应根据治疗后病变持续存在 / 复发风险进行分层管理,建议采用细胞学联合 HPV 检测的方法进行随防。

1. **病变持续存在 / 复发高风险人群** 子宫颈切除性治疗术后切缘病理阳性者(切缘存在 HSIL 及以上病变)增加了 HSIL 病灶持续存在、复发或浸润癌的风险,对于切缘组织病理学无浸润癌及 AIS 证据者建议术后 4~6 个月行细胞学 + 阴道镜 + 子宫颈管取样评估;对于切缘组织病理学存在或可疑浸润癌 / AIS 者建议再次行诊断性锥切术。

2. **病变持续存在 / 复发中风险人群** 术后切缘病理阴性者(切缘无 HSIL 及以上病变存在)或接受子宫颈消融性治疗者,建议术后 12 个月行细胞学联合 HPV 检测,发现任何异常结果均需转诊阴道镜;双项检查未见异常者,在术后 24 个月再次行细胞学联合 HPV 检测,如仍为双项检查阴性者,可三年后复查,如果仍为阴性,可转入常规筛查,持续 20 年。

(三)HSIL 治疗后病变持续存在 / 复发的治疗

随访过程中发现有 HSIL 病变持续存在或复发时应行重复性子宫颈锥切术,对于不能进行重复性切除者可考虑行全子宫切除术。

二、AIS 的治疗和随访

（一）AIS 的治疗

一旦经子宫颈锥切术组织病理学确诊为 AIS 者,如无生育要求,建议行全子宫切除术;对于有保留生育要求者,可行子宫颈锥切保守性治疗。术后切缘经组织病理学评价存在 HSIL 或 AIS 病变时,建议行重复性子宫颈锥切术;切缘阴性者,由于 AIS 的病变常向子宫颈管内延伸,且部分病变呈多中心或跳跃性特征,即使切除的标本边缘无病变存在,也不能完全排除 AIS 病变持续存在的可能性,应充分告知风险,知情选择。

（二）AIS 保守治疗后随访

术后 6 个月行细胞学联合 HPV 检测、阴道镜以及子宫颈管取样评估,建议长期随访。

三、子宫颈癌前病变的常用治疗方法

（一）子宫颈消融性治疗

包括子宫颈冷冻、激光、电凝、冷凝治疗等,操作简单,疗效明确,可用于阴道镜检查充分、转化区 1 型、病变范围较小且位于子宫颈表面的 HSIL 治疗,对于转化区 2 型者应慎重选择。治疗前应全面评估、除外子宫颈浸润癌及 AIS。

1. **子宫颈消融性治疗适应证**
(1) 全部局限于子宫颈表面,未扩展至子宫颈管的 CIN2 病变。
(2) 细胞学及组织病理学结果间无明显差异。
(3) 细胞学、阴道镜及病理检查无子宫颈浸润癌证据。
(4) 细胞学及组织病理学未提示子宫颈腺体的非典型增生。
(5) 子宫颈管取样病理未见异常。

2. **子宫颈消融性治疗的禁忌证**
(1) 阴道镜检查不充分。
(2) 细胞学结果或阴道镜检查以及组织病理学可疑浸润癌。
(3) HSIL 治疗后病变持续存在或复发者。

3. **子宫颈消融性治疗的疗效**　如果适应证选择合适,有效率约 90%,治疗后仍需长期随访。

（二）子宫颈切除性治疗

目前国内常用的为子宫颈环形电切术（loop electrosurgical excision procedure, LEEP)、子宫颈锥形切除术（cold knife conization,CKC）等,切除的标本应按照 12 点连续切片原则做组织病理学检查。子宫颈切除性治疗具有再诊断以及治疗的双重功效。

LEEP 采用高频电刀,由电极尖端产生 3.8MHz 的高频电波,在接触身体的瞬间,由组织本身产生阻抗,吸收此电波产生高热,完成各种切割、止血。具有操作简单、可不需麻醉在门诊完成、术中及术后并发症相对少、花费少、性价比高、可获得不影响病理检查的相对完好的组织标本、具有再诊断功能等,目前被广泛用于子宫颈癌前病变的诊断和治疗。

CKC 作为经典的治疗子宫颈癌前病变的方法,由于存在需住院治疗、需要麻醉,同时对操作者的要求高、合并症发生率相对高、妊娠相关病率可能相对较高(早产、低出生体重、剖宫产等)等因素,目前更多地被 LEEP 所替代。但由于 CKC 可以更好地保证组织病理学标本的完整性以及对切缘无电损伤影响,目前更多建议应用于细胞学、阴道镜拟诊或活检病理可疑浸润癌或不除外腺上皮病变的患者。

1. **子宫颈切除性治疗的适应证**

(1) 存在细胞学(HSIL、AGC 倾向瘤变、AIS 或癌)、阴道镜与组织病理学诊断的不一致。

(2) 子宫颈管取材阳性。

(3) HSIL 的任何部位位于颈管内,需进一步进行组织学评价。

(4) 细胞学或阴道镜提示可疑浸润癌,但阴道镜下活检组织病理学未证实。

(5) 细胞学或阴道镜活检组织病理学提示 AIS。

(6) 阴道镜活检组织病理学可疑浸润癌。

(7) 阴道镜检查不充分,特别是细胞学为 HSIL 或子宫颈活检为 HSIL。

(8) HSIL 治疗后病变持续存在或复发。

2. **子宫颈切除性治疗对未来妊娠的不利影响** 早产、胎膜早破、低出生体重、剖宫产等几率增加,风险高于消融性治疗。

3. **子宫颈切除性治疗的疗效** 文献报道子宫颈切除性治疗的治愈率为93.3%~98%,有病灶持续存在、复发、进展为子宫浸润癌可能,多在术后 2 年内。

4. **子宫颈切除性治疗的注意事项**

(1) 对于确诊的子宫颈癌前病变患者应充分告知其治疗的必要性并签署知情同意书。

(2) 所有需进行治疗的妇女,术前应除外全身及生殖道急性炎症。

(3) 手术应在阴道镜下完成,阴道镜应评估确定转化区类型、病变大小、累及范围、是否向子宫颈管内延伸等。

(4) 所有治疗必须有完整规范的记录,应记录切除性治疗的类型(1 型、2 型、3 型),切除物长度(length,从最远端 / 外界至近端 / 内界)、厚度(thickness,从间质边缘至切除标本的表面)及周径(circumstance,切除标本的周长)。

（5）术中应彻底止血。

（6）切除组织应尽可能完整，标本应仔细标记。对于锥形切除的子宫颈标本，在手术切缘可用墨水或用挂线标记，对于分块切除的标本应分别装瓶并详尽标记，便于病理医师识别。

（7）病理结果回报后应注意与术前病理是否符合、有无病理升级、切缘状态（未累及、累及或切缘状况不明）以及子宫颈管内有无病变。

（8）对于术后病理证实为子宫浸润癌者，应转诊妇科肿瘤医师进行进一步管理。

四、治疗后可能出现的并发症

两种治疗方法（消融性治疗与切除性治疗）在治疗后的初期均有可能出现出血、感染等并发症。对于持续性的子宫颈或阴道出血、感染等并发症需要进一步治疗。对于接受消融性治疗或切除性治疗的 LEEP 或 CKC 患者应明确告知如治疗后出现出血多于月经量、腹痛、阴道分泌物异常、发热等症状时应尽早到医院就诊，明确原因。

对于出血超过月经量者，应消毒后用无菌窥器暴露子宫颈，清除创面的凝血块，寻找出血部位，如无活动性出血，可采取压迫止血的方法，如有活动性出血，建议使用 5mm 球状电极或粗针状电极电凝止血。

对于腹痛、阴道分泌物异常、发热等症状经检查考虑存在急性生殖道感染可能时，应按照急性生殖道感染进行规范的治疗。

参 考 文 献

1. L Stewart Massad, Mark H Einstein, Warner K Huh, et al. 2012 Updated Consensus Guidelines for the Management of Abnormal Cervical Cancer Screening Tests and Cancer precursors. Journal of Lower Genital Tract Disease, 2013, 17(5): S1-S27.

2. WHO. Comprehensive Cervical Cancer Control A guide to essential practice. 2nd edition. WHO, 2014.

3. WHO. WHO guidelines for treatment of cervical intraepithelial neoplasia 2-3 and adenocarcinoma in situ: cryotherapy, large loop excision of the transformation zone, and cold knife conization.

4. WHO. WHO guidelines for screening and treatment of precancerous lesions for cervical cancer prevention (2013). Supplemental material: GRADE evidence-to-recommendation tables and evidence profiles for each recommendation.

5. WHO. Monitoring national cervical cancer prevention and control programmes: quality control and quality assurance for visual inspection with acetic acid (VIA)-based programmes (2013).

6. WHO. WHO guidelines: Use of cryotherapy for cervical intraepithelial neoplasia (2011).

7. Debbie Saslow, Diane Solomon, Herschel W Lawson, et al. American Cancer Society, American Society for Colposcopy and Cervical Pathology, and American Society for Clinical Pathology Screening Guidelines for the Prevention and Early Detection of Cervical Cancer. Cancer J Clin, 2012,62:147-172.

8. Alan G Waxman, David Chelmow, Teresa M Darragh, et al. Revised Terminology for Cervical Histopathology and Its Implications for Management of High-Grade Squamous Intraepithelial Lesions of the Cervix Obstetrics & Gynecology, 2012,120(6):1465-1471.

9. Bornstein J, Bentley J, Bosze P, et al. 2011 IFCPC colposcopic nomenclature. Obstet Gynecol, 2012,120:166-172

10. 中国优生科学协会阴道镜和宫颈病理学分会专家委员会. 中国子宫颈癌筛查及异常管理相关问题专家共识(一). 中国妇产科临床,2017,18(2):190-192.

11. 中国优生科学协会阴道镜和宫颈病理学分会(CSCCP)专家委员会. 中国子宫颈癌筛查及异常管理相关问题专家共识(二). 中国妇产科临床,2017,18(3):286-288.

第七章　子宫颈浸润癌的诊断与处理

第一节　子宫颈浸润癌的诊断

一、子宫颈浸润癌的临床诊断

(一) 病史

初次性生活的年龄,性伴数,子宫颈癌筛查史,既往子宫颈上皮内病变史,治疗随访过程,有无吸烟史。

(二) 临床表现

1. **早期无症状**　无论是子宫颈上皮内病变还是早期子宫颈浸润癌患者,一般无明显症状。

2. **阴道出血**　常为接触性出血,多见于性交后出血。早期出血量一般较少,后期为不规则阴道出血甚至大量出血。部分患者也可表现为经期延长、周期缩短、经量增多等。绝经后妇女表现为绝经后出血等。一般外生型癌出血早量多,内生型癌出血较晚。

3. **阴道排液**　呈白色或血性,稀薄似水样、米汤水样,有腥臭味。继发感染者,呈脓性伴恶臭。

4. **晚期症状**　根据病灶范围、累及的脏器不同而出现一系列症状,如腰骶疼痛、尿频、尿急、血尿、肛门坠胀、大便秘结、里急后重、便血、下肢水肿和疼痛等。严重者导致输尿管梗阻、肾盂积水,最后导致尿毒症等。

5. **恶病质**　疾病后期患者出现消瘦、贫血、发热和全身各脏器衰竭的表现等。

(三) 妇科检查

1. **子宫颈**　镜下早期浸润癌肉眼无明显病灶,子宫颈光滑或呈糜烂样,随着肿瘤增大可见癌灶呈菜花状,组织质脆,触之易出血,肿瘤坏死后成溃疡或空洞形成,子宫颈腺癌时子宫颈长大但外观光滑呈桶状,质地坚硬。

2. **子宫体**　一般大小正常。

3. **子宫旁组织**　癌组织沿子宫颈旁组织浸润至主韧带、子宫骶骨韧带,随着病变的进展可使其增厚、挛缩,呈结节状、质硬、不规则,形成团块状伸向盆壁或到达盆壁并固定。

4. 阴道和穹隆部 肉眼可见所侵犯部阴道穹隆变浅或消失,触之癌灶组织增厚、质脆硬,缺乏弹性,易接触性出血等。

(四)辅助检查

1. 以下情况可考虑行诊断性子宫颈锥切术

(1)存在细胞学(HSIL、AGC-倾向瘤变、AIS或癌)、阴道镜与组织病理学诊断的不一致者。

(2)子宫颈管取材阳性。

(3)HSIL的任何部位位于颈管内,需进一步进行组织学评价。

(4)细胞学或阴道镜提示可疑浸润癌,但阴道镜下活检组织病理学未证实。

(5)细胞学或阴道镜活检组织病理学提示AIS。

(6)阴道镜活检组织病理学可疑浸润癌。

(7)阴道镜检查不充分,特别是细胞学为HSIL或子宫颈活检为HSIL。

2. 其他检查 全血细胞计数,肝、肾功能检查及鳞状细胞癌相关抗原检测,胸部X线检查。必要时须进行静脉肾盂造影、膀胱镜及直肠镜检查。视情况可行MRI、CT、PET-CT等检查。

二、子宫颈浸润癌的组织病理学诊断

(一)子宫颈鳞状细胞癌

巨检:镜下早期浸润癌及早期子宫颈浸润癌肉眼观察常类似子宫颈糜烂,无明显异常。随病情发展,可有四种类型,包括外生型、内生型、溃疡型和颈管型。

显微镜检:镜下早期浸润癌和浸润癌,根据癌细胞分化程度可分为高分化鳞癌(Ⅰ级)、中分化鳞癌(Ⅱ级)、低分化鳞癌(Ⅲ级)。

(二)子宫颈腺癌

巨检:大体形态与子宫颈鳞癌相同。

显微镜检:包括黏液腺癌和子宫颈恶性腺癌(微偏腺癌)。

(三)子宫颈腺鳞癌

癌组织中含有腺癌及鳞癌两种成分。

(四)其他病理类型

如神经内分泌癌、未分化癌等。

第二节　子宫颈浸润癌的临床分期

子宫颈浸润癌的临床分期标准参考国际妇产科联盟(the International Federation of Gynecology and Obstetrics,FIGO) 2009 年的分期(表 7-1),目前应用的仍为临床分期,强调由 2 名高年资医师经过三合诊的妇科检查,以肿瘤的大小和在盆腔及远隔器官的播散范围为基础,在治疗前进行病变范围的临床评估,治疗后分期不再更改,对于微小浸润的子宫颈浸润癌主要根据病灶起源上皮的浸润宽度和深度作为标准进行分期。现在除妇科检查外,同时参考影像学(CT、MRI、CT-PET)测量的子宫颈大小,在术前进行更准确的分期。

表 7-1　子宫颈癌临床分期(FIGO 2009)

期别	肿瘤范围
I 期	癌灶局限在子宫颈(包括宫体)
I A 期	仅在镜下浸润癌
I A$_1$ 期	间质浸润深度≤3mm,水平扩散≤7mm
I A$_2$ 期	间质浸润深度 >3mm,≤5mm,水平扩散≤7mm
I B 期	肉眼可见癌灶局限于子宫颈,或者镜下病灶 >I A$_2$ 期
I B$_1$ 期	肉眼可见癌灶最大径线≤4cm
I B$_2$ 期	肉眼可见癌灶最大径线 >4cm
II 期	肿瘤超越子宫颈,但未达骨盆壁或未达阴道下 1/3
II A 期	无宫旁浸润
II A$_1$ 期	肉眼可见癌灶最大径线≤4cm
II A$_2$ 期	肉眼可见癌灶最大径线 >4cm
II B 期	有明显宫旁浸润,但未达到盆壁
III 期	肿瘤扩展到骨盆壁和(或)累及阴道下 1/3 和(或)引起肾盂积水或肾无功能
III A 期	肿瘤累及阴道下 1/3,没有扩展到骨盆壁
III B 期	肿瘤扩展到骨盆壁和(或)引起肾盂积水或肾无功能
IV 期	肿瘤超出了真骨盆范围,或侵犯膀胱和(或)直肠黏膜
IV A 期	肿瘤侵犯邻近的盆腔器官
IV B 期	远处转移

第三节 子宫颈浸润癌的处理原则

应根据临床分期、年龄、全身情况结合医疗技术水平及设备条件综合考虑,制订治疗方案,选用适宜措施,重视首次治疗及个体化治疗。主要治疗方法为手术、放疗和化疗及姑息治疗,应根据具体情况配合使用。

一、手术治疗

(一) 手术范围

子宫颈浸润癌的根治性子宫切除术的手术范围包括:子宫、子宫颈、宫旁及骶、主韧带,部分阴道和盆腔淋巴结,及选择性主动脉旁淋巴结清扫或取样等。

盆腔淋巴切除的手术范围:双侧髂总淋巴结,髂外、髂内淋巴结,闭孔淋巴结。如果髂总淋巴结阳性或 IB_2 期及以上病例,需进行腹主动脉旁淋巴结清扫或取样。

(二) 子宫颈浸润癌的根治性子宫切除术手术类型(1990)

当前国际应用最多的是 Piver Rutledge 子宫切除术式,分为五型,手术范围如下:

1. **I 型** 筋膜外子宫切除术(extrafascial hysterectomy),即一般的全子宫切除术,紧贴宫旁切断主韧带和宫骶韧带,紧贴子宫颈切开阴道穹隆部。I 型子宫切除术可经腹、经阴道或经腹腔镜切除子宫。

2. **II 型** 改良根治性子宫切除术(modified radical hysterectomy),比 I 型子宫切除术切除更多的宫旁组织,保留远端输尿管及膀胱的血供。输尿管从输尿管隧道分离,保留完整的膀胱子宫韧带,切除 1/2 宫骶韧带及主韧带,一般同时切除盆腔淋巴结,切除 2cm 阴道。

3. **III 型** 根治性子宫切除术(radical hysterectomy,即 Meigs 手术)。切除广泛的阴道旁、宫旁组织及盆腔淋巴结,子宫动脉在髂内动脉处结扎,输尿管完全从输尿管隧道游离,膀胱子宫韧带完全切除,保留远端输尿管与膀胱上动脉之间小部分侧部组织,以减少输尿管阴道瘘的发生。宫骶韧带在靠近骶骨处切除,主韧带在靠近骨盆侧壁处切除,切除阴道上 1/3,切除盆腔淋巴结。

4. **IV 型** 扩大根治性子宫切除术(extended radical hysterectomy),即超广泛子宫切除术。切除更广泛的阴道旁组织和宫旁组织的切除,必要时切除髂内动脉和输尿管壁上的所有组织,与III型广泛子宫切除术的区别在于:输尿管从膀胱子宫韧带完全游离、切除膀胱上动脉周围的组织、切除 3/4 的阴道。适用于放疗后中央型复发的病例。

5. **V型**　部分盆腔脏器廓清术(partial exenteration),包括全盆、前盆和后盆清除术。前盆清除术包括切除子宫、宫颈、阴道、膀胱和尿道。后盆清除术包括切除子宫、宫颈、阴道、直肠。全盆清除术包括切除子宫、宫颈、阴道、尿道、直肠、膀胱。有些病例还需切除远端输尿管并进行输尿管改道和结肠造瘘等。V型手术适用于中央型复发或肿瘤包绕输尿管远端或合并膀胱阴道瘘或直肠阴道瘘病例。现在一般以放疗来代替。

子宫颈广泛切除术(radical trachelectomy,RT):随着子宫颈癌发病的年轻化趋势,对年轻早期子宫颈癌患者可行保留生育功能的子宫颈广泛切除术。切除范围包括子宫颈,达子宫颈内口水平;切除骶、主韧带 2cm,切除阴道 2cm,切除盆腔淋巴结。

(三) 手术治疗原则

主要用于 I A 期~ⅡA 期的早期病人,其优点是年轻病人可保留卵巢及阴道功能。

1. **I A$_1$ 期**　对于无淋巴管脉管间隙侵犯者,如患者无生育要求,可行 I 型子宫切除手术;如有生育要求,可行子宫颈锥切术。如存在淋巴管、脉管侵犯者,建议行Ⅱ型子宫切除手术和盆腔淋巴清扫术,对于要求保留生育功能的患者可同 I A$_2$ 期者行根治性子子宫颈切除术加盆腔淋巴结切除术。

2. **I A$_2$ 期**　I A$_2$ 期子宫颈浸润癌存在潜在的淋巴结转移可能,可行根治性子宫切除术(Ⅱ型或Ⅲ型)加盆腔淋巴结切除术。要求保留生育功能者,可选择根治性子宫颈切除术或宫颈锥切加盆腔淋巴结切除术。不宜手术者可行腔内和体外放疗。

3. **I B$_1$ 期和ⅡA$_1$ 期**　推荐Ⅲ型子宫切除手术 + 盆腔淋巴结切除术 ± 腹主动脉旁淋巴结切除术。

4. **I B$_2$ 期和ⅡA$_2$ 期**　推荐根治性放疗或手术治疗。

5. **ⅡB 期及以上的晚期病例**通常不推荐手术治疗,大多数采用放化疗,某些地区对部分ⅡB 期病例可能首选Ⅲ型子宫切除手术或辅助化疗后行Ⅲ型子宫切除手术。

二、放射治疗

适用于各期别子宫颈浸润癌,但主要应用于ⅡB 期以上中晚期患者及早期但不能耐受手术治疗者及子宫颈癌术后的补充治疗。

三、化学治疗

主要应用于放疗病人的化疗增敏(同步放化疗)、新辅助化疗以及晚期远处转移、复发患者的姑息治疗等。

四、子宫颈癌术后的辅助治疗

手术治疗的患者,术后有以下因素者复发的危险性增加:淋巴结阳性、宫旁阳性、手术切缘阳性,这些患者术后采用同步放化疗。中危因素采用"Sedlis标准"见表 7-2 术后放疗。

表 7-2 术后放疗情况

淋巴脉管间隙浸润	间质浸润	肿瘤直径（取决于临床触诊）
+	深 1/3	任何大小
+	中 1/3	≥2cm
+	浅 1/3	≥5cm
−	中或深 1/3	≥4cm

五、特殊类型子宫颈癌的处理

（一）复发子宫颈癌的治疗

绝大多数的复发在疾病诊断后 3 年内,这些病例的预后不良。对于大范围的复发或远处转移者,治疗的目的是姑息性的,通常采用支持治疗,可选择体力状态好进行含铂类药全身化疗。初始手术治疗后盆腔复发,不选择根治性治疗或盆腔脏器廓清术。放疗后复发者,盆腔脏器廓清术是一种可选的治疗方式。

（二）意外发现的子宫颈癌的治疗

意外发现的子宫颈癌是指因子宫良性病变行单纯子宫切除术,术后发现浸润性子宫颈癌。可行 PET-CT、MRI 扫描及胸部影像学检查,以评估疾病的扩散范围,可给予盆腔外照射(加或不加同步化疗),或考虑加阴道近距离照射。

（三）妊娠期子宫颈癌的处理

由多学科包括产科、儿科等在内共同参与制订最佳的治疗方案,所有的治疗措施均应在和患者及其配偶充分讨论后作出决定,并尊重患者的意愿。妊娠期子宫颈癌的处理和非妊娠期是一致的。在妊娠 16~20 周前诊断,由于推迟治疗会降低患者的生存率。如果 20 周后诊断,对于 I A$_2$ 期和 I B$_1$ 期,可推迟治疗。权衡母亲和胎儿健康的风险医治平衡后,通常不低于 34 孕周剖宫产和根治性子宫切除术。延迟治疗期间需考虑采用化疗来阻止疾病进展。

六、子宫颈浸润癌的姑息治疗

（一）姑息治疗的目的

姑息治疗的目的是提高面临死亡威胁的患者以及家属的生活质量,姑息治疗不仅仅是临终关怀，而且包含所有病痛症状的处理，例如疼痛的处理。在资源匮乏的地区，妇女得不到有组织的筛查，患者的子宫颈癌诊断时通常处于中晚期阶段，此时治愈近乎不可能。在这种情况下，需要有医护队伍的投入，考虑其未来的需求，以预测会出现的问题，并加以预防和处理。家庭、社区、各级医疗机构的人员应合作提供姑息治疗。

（二）姑息治疗的原则

提供缓解和减轻疼痛及其他症状的方法；珍视生命并将死亡视为一种正常的过程；不以延长或缩短生命为治疗目的；将临床的、心理的和精神方面的关怀结合起来考虑；提高生活质量并给病程带来正面影响。

（三）姑息治疗的组成部分

1. **症状的预防和处理**　包括姑息性放疗以缩小肿瘤；对阴道分泌物、瘘、阴道出血、营养问题、压疮、痉挛等的处理。教会家属如何预防问题的发生以及如何在患者的日常生活中给予支持。

2. **疼痛缓解**　通过医学管理和非医学方法相结合的办法实现疼痛缓解。

3. **心理和精神上的支持**　是姑息治疗非常重要的环节。

4. **与家属协作**　保健人员保证患者及家属能充分理解疾病的特点和预后以及相关的治疗方案。

总之，对于子宫颈浸润癌患者首先应进行全面的临床评估，确定分期，然后根据分期以及患者的综合情况决定治疗方案，对于中晚期的患者应进行合理的姑息治疗，提高患者的生活质量。

参 考 文 献

1. WHO.WHO guidelines for the pharmacological treatment of persisting pain in children with medical illness. Geneva：WHO，2012.

2. Ensuring balance in national policies on controlled substances：guidance for availability and accessibility of controlled medicines. Geneva：WHO，2011.

3. World Health Organization（WHO）. Resolution WHA 67.19. Strengthening of palliative care as a component of integrated treatment throughout the life course. Sixty-seventh World Health Assembly，agenda item 15.5，Geneva，24 May 2014. Geneva：WHO，2014（WHA）67.

4. 马丁，沈铿，崔恒. 常见妇科恶性肿瘤诊治指南. 第5版. 北京：人民卫生出版社，2016.

5. Barakat RR，Berchuck A，Markman M，et al. Principles and practice of gynecologic oncology，6th edition. Philadelphia（PA）：Wolters Kluwer/Lippincott Williams & Wilkins，2013.

6. Edge S，Byrd DR，Compton CC，et al. AJCC Cancer Staging Manual，7th edition. New York（NY）：Springer，2010：395-402.

7. Gold MA，Tian C，Whitney CW，et al. Surgical versus radiographic determination of para-aortic lymph node metastases before chemoradiation for locally advanced cervical carcinoma：a

Gynecologic Oncology Group Study. Cancer,2008,112(9):1954-1963.

8. Novetsky AP,Kuroki LM,Massad LS,et al. The utility and management of vaginal cytology after treatment for endometrial cancer. Obstet Gynecol,2013,121:129-135.

9. Pecorelli S. Revised FIGO staging for carcinoma of the vulva,cervix,and endometrium. Int J Gynaecol Obstet,2009,105(2):103-104.

10. Rimel BJ,Ferda A,Erwin J,et al. Cervicovaginal cytology in the detection of recurrence after cervical cancer treatment. Obstet Gynecol,2011,118(3):548-553.

11. Wiebe E,Denny L,Thomas G. Cancer of the cervix uteri. Int J Gynaecol Obstet,2012,119 (Suppl 2):S100-109. doi:10.1016/S0020-7292(12)60023-X.

附　录

附录1　名词解释

1. **粗发病率**　一定期间内特定范围人群中新发病例出现的频率,描述实际新发病例的发生状况。

2. **粗死亡率**　一定期间内特定范围人群中死亡病例出现的频率,描述实际发生的死亡状况。

3. **中标率**　中国人口年龄标化率。根据不同时期中国人口年龄构成对人群的发病率或死亡率进行标化。

4. **世标率**　世界人口年龄标化率。根据不同时期世界人口年龄构成对人群的发病率或死亡率进行标化。

5. **年转移几率**　目前所处的状态,几年以后转移到其他状态的几率。

6. **死亡专率**　是按疾病的种类、性别等分类计算的死亡率。这里指的是子宫颈癌的死亡率。

7. **归因危险度**　又叫特异危险度、危险度差和超额危险度,表示危险特异地归因于暴露因素的程度。

附录2　子宫颈癌综合防控项目与管理相关表格

附录2-1　培训要点及培训内容

培训要点	培训内容	培训目的
子宫颈癌流行状况以及开展综合防控目的和意义	● 子宫颈癌发病率和死亡率(世界、中国和本地) ● 为什么要开展子宫颈癌防控 ● 子宫颈癌综合防控项目主要内容,实施方案	● 熟悉子宫颈癌综合防控策略和意义
子宫颈癌患病的危险因素以及子宫颈癌发展的自然史	● HPV 感染 ● 癌前病变 ● 癌前病变到浸润癌的进展过程 ● 浸润癌	● 掌握子宫颈癌的病因 ● 熟悉子宫颈癌发展的自然病程

74

续表

培训要点	培训内容	培训目的
HPV 预防性疫苗	• 了解目前 HPV 预防性疫苗的种类和效果 • HPV 预防性疫苗的接种方法 • 疫苗的安全性、副作用和禁忌证	• 掌握接种疫苗的适应证和接种计划 • 熟悉不同疫苗的接种效果
女性生殖道的解剖学特点	• 转化区、鳞柱交界、生理变化 • 正常宫颈、阴道 • 激素对子宫颈的影响：妊娠、激素补充等 • 生殖道感染和性传播疾病的临床特点	• 掌握女性生殖系统的解剖、生理及子宫颈组织学构成 • 了解子宫颈病理学特点 • 掌握生殖道感染和性传播疾病的诊断和治疗
妇科检查	• 既往史 • 妇科临床检查包括盆腔检查、标本采集等	• 掌握规范的盆腔检查及标本采集操作步骤
筛查方法（细胞学、HPV 检测、VIA）	• 每种初筛方法的特点、优势和劣势、阳性结果的标准描述等	• 掌握不同筛查方法的特点及优劣势 • 了解不同筛查方法的原理 • 掌握不同筛查技术标本取材方法
细胞学检查	• 细胞学检查的原理以及取材、制片、固定、染色等技术的规范操作 • TBS 诊断系统 • 细胞学质控方法和内容	• 掌握子宫颈细胞学标本取材、制片、固定、染色和储存等技术 • 掌握 TBS 报告系统内容及其临床意义 • 掌握细胞学质控措施
筛查异常结果的管理	• 阴道镜检查技术 • 筛查及诊断异常结果的处理原则	• 掌握阴道镜检查的指征及规范的检查操作步骤 • 掌握阴道镜的评估技能 • 掌握规范阴道镜报告的模式 • 掌握筛查异常的管理流程 • 熟悉异常子宫颈涂片的管理（如何建议临床随访及处理）
组织病理学检查	• 阴道镜活检标本的取材 • 病理学技术操作流程 • 子宫颈组织病理诊断名称及相关描述 • 组织病理学质控方法及内容	• 熟悉并掌握子宫颈活检标本的规范取材和病理报告模式 • 熟悉并掌握子宫颈鳞状上皮内病变（SIL/CIN）及子宫颈鳞状细胞癌的组织学特点和病理诊断要点

续表

培训要点	培训内容	培训目的
		● 熟悉子宫颈高级别腺上皮内瘤样病变(HG-CGIN)/原位腺癌(AIS)、浸润性腺癌的组织学改变和诊断要点以及鉴别诊断 ● 熟悉子宫颈微小浸润癌的定义和形态学特征,了解如何正确测量病变范围
癌前病变的管理	● 治疗方法的选择、适应证及应用 ● 随访方案与流程 ● 术后并发症的处理	● 掌握组织学确诊的子宫颈癌前病变的规范化治疗及随访方案
子宫颈浸润癌处理原则	● 子宫颈浸润癌的临床特点、分期 ● 子宫颈浸润癌的治疗 ● 子宫颈浸润癌的姑息治疗	● 掌握子宫颈浸润癌的临床病理 ● 熟悉并掌握组织学确诊的子宫颈浸润癌的规范化治疗及处理原则
咨询及健康教育	● 受检者和服务提供人员之间的相互影响以及沟通不良所造成的后果 ● 受检者的权利 ● 隐私和保密 ● 沟通技巧 ● 疫苗接种、筛查、诊断和治疗时可能的咨询内容 ● 子宫颈癌综合防控的核心知识和信息	● 了解咨询的重要性 ● 掌握咨询沟通技巧 ● 掌握子宫颈癌综合防控的核心知识和信息
资料文档管理	● 重要结果的记录 ● 综合防控相关记录与临床记录的结合	● 熟悉并掌握异常结果记录表册的填写
信息管理	● 信息系统的内容 ● 信息系统对子宫颈癌综合防治项目的重要性 ● 如何使用信息系统 ● 信息系统中的相关指标	● 熟悉信息系统的上报内容和流程 ● 熟悉并掌握信息系统中综合防控指标的计算方法及意义
督导评估	● 督导评估的目的、内容和方法 ● 督导评估指标的运用 ● 督导评估结果的反馈	● 熟悉督导评估的目的和意义 ● 掌握督导评估的内容及相关指标 ● 熟悉并掌握督导评估的具体方法

附录 2-2　HPV 疫苗接种登记册

疫苗名称：_____　　生产企业：_____　　规格（剂／支或粒）：_____　　有无批签发合格证：_____　　接种单位：_____
接种人数：_____　　联系电话：_____

编号	姓名	性别	出生日期	疫苗批号	接种日期	接种组织形式	接种剂次	接种剂量	接种途径	接种部位	不良反应*	下次接种时间

注：* 写明不良反应具体名称

附录 2-3　子宫颈癌初筛检查登记表

机构名称

序号	编号／身份证号	筛查日期	姓名	年龄	联系方式	住址	细胞学	HPV	VIA	建议	随访结果	下次随访时间／结果	备注

（筛查结果：细胞学、HPV、VIA）

附录 2-4　阴道镜检查登记表

机构名称

序号	编号/身份证号	检查日期	姓名	年龄	联系方式	住址	初筛结果			阴道镜检查指征（初筛异常，临床指征）	阴道镜检查结果	建议	随访结果	备注
							细胞学	HPV	VIA					

附录 2-5　病理检查登记表

机构名称

序号	病理号	病案号/编号	登记日期	标本接收日期	姓名	年龄	联系方式	初筛结果	阴道镜检查结果	送检标本			病理诊断结果	报告日期
										活检	ECC	锥切		

附录 2-6　子宫颈癌筛查结果异常病例随访登记表

机构名称

登记日期	姓名	年龄	编号/身份证号	联系方式	初筛检查异常结果		阴道镜检查情况				病理检查情况			是否失访	治疗情况				备注
					结果	报告日期	是否检查	检查日期	检查结果	未查原因 1. 失访 2. 拒绝 3. 其他	是否检查	报告日期	检查结果		是否治疗	随访结果			
																治疗日期	治疗方法	未治原因	

附录 2-7　个案登记表

编　　号：□□□□□□-□□-□□□-□□□□□
姓　　名：_____　　年龄：_____　　　　联系电话：_____
文化程度：1. 小学及以下　2. 初中　3. 高中或中专　4. 大专及以上
民　　族：1. 汉　2. 其他_____
身份证号：□□□□□□□□□□□□□□□□□□
住　　址：_____省_____县(区)_____乡(街道)_____村(社区)_____号

(一) 病史情况		
症状	性交出血	无　有
	白带异常	无　有
既往接受过子宫颈癌筛查　1. 是　①三年内　②三年以上　2. 否		
既往史	子宫颈细胞学结果异常	持续(　　)月　结果_____
	HPV 检查阳性	①无　②有,请注明_____
	CIN	①无　②有,请注明_____
	子宫颈癌	①无　②有,请注明_____
	生殖道感染	①无　②有,请注明_____
	其他肿瘤	①无　②有,请注明_____
(二) 妇科检查		
外阴	1. 正常　2. 白斑　3. 溃疡　4. 湿疣　5. 疱疹　6. 肿物　7. 其他_____	
阴道	1. 正常　2. 充血　3. 溃疡　4. 湿疣　5. 疱疹　6. 肿物　7. 其他_____	
分泌物	1. 正常　2. 异味　3. 血性　4. 脓性　5. 泡沫样　6. 豆渣样 7. 其他_____	
子宫颈	1. 正常　2. 触血　3. 息肉　4. 糜烂样　5. 菜花样　6. 其他_____	
子宫	1. 正常　2. 大小(正常、如孕周)　3. 肿物(大小、性状、位置)_____ 4. 脱垂　5. 压痛　6. 其他_____	
附件(盆腔)	1. 正常　2. 压痛(左、右)　3. 肿物(左右)(大小、性状、位置)_____ 4. 其他_____	
分泌物检查	1. 清洁度(Ⅰ度、Ⅱ度、Ⅲ度、Ⅳ度)　2. 滴虫　3. 假丝酵母菌 4. 加德纳菌　5. 线索细胞　6. 其他_____	
妇科检查临床诊断	1. 未见异常 2. 异常 ①外生殖器尖锐湿疣②滴虫性阴道炎③外阴阴道假丝酵母菌病④细菌性阴道病⑤黏液脓性宫颈炎 ⑥宫颈息肉⑦子宫肌瘤⑧其他,请注明_____	
检查机构：_____		检查人员：_____
检查日期：　　年　　月　　日		

续表

（三）HPV 检查	
HPV 检查	1. 阴性 2. 阳性 （1）HPV 亚型，请勾选（16,18,31,33,35,45,52,58,其他请注明___） （2）未分型
需进一步检查	1. 是（①子宫颈细胞学　②VIA/VILI　③阴道镜）　2. 否

检查机构：_____	检查人员：_____
检查日期：　　年　　月　　日	

（四）子宫颈细胞学检查

子宫颈细胞取材方式	1. 巴氏涂片　2. 液基/薄层细胞学检查　3. 其他：_____
巴氏分级	1. Ⅰ级　2. ⅡA　3. ⅡB　4. Ⅲ级　5. Ⅳ级　6. Ⅴ级
TBS 分类报告结果	1. 未见上皮内病变细胞和恶性细胞
	2. 未明确意义的不典型鳞状上皮细胞（ASC-US）
	3. 不典型鳞状上皮细胞-不除外高度鳞状上皮内病变（ASC-H）
	4. 低度鳞状上皮内病变（LSIL）
	5. 高度鳞状上皮内病变（HSIL）
	6. 鳞状细胞癌（SCC）
	7. 不典型腺上皮细胞（AGC）
	8. 不典型宫颈管腺细胞倾向瘤变
	9. 宫颈管原位癌
	10. 腺癌
需阴道镜检查	1. 是　2. 否

检查单位：_____	报告人员：_____
报告日期：　　年　　月　　日	

（五）醋酸染色或复方碘染色后肉眼观察法检查（VIA/VILI）

醋酸染色后肉眼观察（VIA）	1. 未见异常（无颜色变化）　2. 异常（有白色反应） 在下图中用字母记录观察到的每一象限的最严重的异常病变 N= 正常　A= 异常　C= 癌症	
碘染色后肉眼观察（VILI）	1. 未见异常（染成深褐色）　2. 异常（未被碘染色） 在下图中用字母记录观察到的每一象限的最严重的异常病变 N= 正常　A= 异常　C= 癌症	

续表

需做阴道镜检查	1. 是　2. 否	
检查机构:_____		检查人员:_____
检查日期:　年　月　日		

(六) 阴道镜检查

接受阴道镜检查	1. 是(跳至"阴道镜检查评价") 2. 否
未接受检查的原因 (跳至病理检查)	1. 拒绝检查; 2. 失访; 3. 其他原因_____
阴道镜检查评价	1. 满意　2. 不满意
初步诊断	1. 未见异常　2. 异常　①低度病变　②高度病变　③可疑癌 ④其他,请注明_____
需组织病理检查	1. 是　2. 否

检查单位:_____		报告人员:_____
检查日期:　　年　　月　　日		

(七) 组织病理检查

组织病理学检查 结果	1. 未见异常 2. 异常 ①炎症　②低级别鳞状上皮内病变(LSIL)　③高级别鳞状上皮内病变(HSIL)　④宫颈原位腺癌(AIS)　⑤宫颈微小浸润癌(鳞癌/腺癌) ⑥宫颈浸润癌(鳞癌/腺癌)　⑦其他,请注明_____

诊断机构:_____		报告人员:_____
诊断日期	年　　月　　日	

最后诊断
1. 未见异常 2. 异常:(包括组织病理检查结果和临床诊断) (1) 低级别鳞状上皮内病变(LSIL)　(2) 高级别鳞状上皮内病变(HSIL)　(3) 宫颈原位腺癌(AIS)　(4) 宫颈微小浸润癌(鳞癌/腺癌)　(5) 宫颈浸润癌(鳞癌/腺癌)　(6) 滴虫性阴道炎　(7) 外阴阴道假丝酵母菌病　(8) 细菌性阴道病　(9) 外生殖器尖锐湿疣　(10) 子宫肌瘤　(11) 黏液脓性宫颈炎　(12) 宫颈息肉　(13) 其他恶性肿瘤,请注明_____ (14) 其他良性疾病,请注明_____　(15) 不详

诊断机构:_____	诊断人员:_____
诊断日期:　年　月　日	

附录 2-8　子宫颈癌筛查项目细胞学检查结果汇总表

（　　　年　　　季度）

年龄	标本质量评估		未见上皮内病变细胞或恶性细胞（NILM）	非典型鳞状上皮细胞 - 不能明确意义（ASC-US）	非典型鳞状上皮细胞 - 不除外高度鳞状上皮内病变（ASC-H）	低度鳞状上皮内病变（LSIL）	高度鳞状上皮内病变（HSIL）	总计
	满意	不满意						
<20								
20-24								
24-29								
30-34								
35-39								
40-44								
45-49								
50-54								
55-59								
60-64								
65+								
总计								

续表

年龄	鳞状细胞癌（SCC）	非典型腺上皮细胞-无特殊指定(AGC-NOS,颈管、宫内膜,不能明确来源)	非典型腺细胞倾向瘤变(AGC-FN,颈管,不能明确来源)	颈管原位腺癌	腺癌(颈管、宫内膜,不能明确来源)	HR-HPV(+)细胞学未见异常[1]	总计
<20							
20-24							
24-29							
30-34							
35-39							
40-44							
45-49							
50-54							
55-59							
60-64							
65+							
总计							

[1]HR-HPV(+)细胞学未见异常指HR-HPV检测结果为阳性,而细胞学检查结果未见异常

附录 2-9　子宫颈癌筛查 HPV 高危型检测结果汇总表

（＿＿＿年＿＿＿季度）

年龄	阴性	16 亚型	18 亚型	其他高危亚型	总计
<20					
20-24					
24-29					
30-34					
35-39					
40-44					
45-49					
50-54					
55-59					
60-64					
65+					
总计					

附录 2-10 子宫颈癌筛查阴道镜检查结果汇总表

(_____年_____季度)

年龄	不充分	未见异常	低度病变	高度病变	可疑癌	其他	总计
<20							
20-24							
24-29							
30-34							
35-39							
40-44							
45-49							
50-54							
55-59							
60-64							
65[+]							
总计							

附录 2-11　子宫颈癌筛查阴道镜下活检病理检查结果汇总表

（_____ 年_____ 季度）

年龄	正常 / 炎症	低级别鳞状上皮内病变 （LSIL）	高级别鳞状上皮内病变 （HSIL）	子宫颈原位腺癌 （AIS）	子宫颈浸润癌 （鳞癌 / 腺癌）	其他	总计
<20							
20-24							
24-29							
30-34							
35-39							
40-44							
45-49							
50-54							
55-59							
60-64							
65⁺							
总计							

附录 2-12　子宫颈癌筛查后治疗情况汇总表

（　　　年　　　季度）

病理结果	是否治疗（是，否，不详）	消融治疗				子宫颈切除		子宫颈癌手术	化疗	放疗	其他治疗	总计
		冷冻	微波	激光	其他	LEEP	CKC					
低级别鳞状上皮内病变（LSIL）												
高级别鳞状上皮内病变（HSIL）												
子宫颈原位腺癌（AIS）												
子宫颈浸润癌（鳞癌/腺癌）												
总计												

附录 2-13　子宫颈癌筛查细胞学检查结果和阴道镜下活检病理结果汇总表

（　　　年　　　季度）

细胞学结果	阴道镜下活检病理结果							
	未做活检	未见异常	低级别鳞状上皮内病变（LSIL）	高级别鳞状上皮内病变（HSIL）	子宫颈原位腺癌（AIS）	子宫颈浸润癌（鳞癌/腺癌）	其他	总计
未见异常								
不典型鳞状上皮细胞（ASC-US）								
不除外高度鳞状上皮内病变（ASC-H）								
低度鳞状上皮内病变（LSIL）								
高度鳞状上皮内病变（HSIL）								

续表

细胞学结果	阴道镜下活检病理结果							
	未做活检	未见异常	低级别鳞状上皮内病变（LSIL）	高级别鳞状上皮内病变（HSIL）	子宫颈原位腺癌（AIS）	子宫颈浸润癌（鳞癌/腺癌）	其他	总计
鳞状细胞癌（SCC）								
不典型腺上皮细胞（AGC）								
不典型颈管型腺细胞(倾向瘤变)								
颈管原位癌								
腺癌								
总计								

附录 2-14　阴道镜检查及活检病理结果汇总表

（　　　年　　　季度）

阴道镜结果	阴道镜下活检病理结果							
	未做活检	未见异常	低级别鳞状上皮内病变（LSIL）	高级别鳞状上皮内病变（HSIL）	宫颈原位腺癌（AIS）	宫颈浸润癌（鳞癌/腺癌）	其他	总计
未见异常								
低度病变								
高度病变								
可疑癌								
其他								
总计								

附录 2-15　督导评估指标定义

1. 过程指标

1.1　HPV 疫苗接种率：某时间段某地区接受 HPV 疫苗接种的一定年龄段女孩 / 妇女中占该地区该年龄段女孩 / 妇女的比例。

1.2　子宫颈癌筛查覆盖率：在推荐间隔期间内进行子宫颈癌检查的妇女占目标妇女人群的比例。如：某地区 3 年内接受子宫颈癌检查的 35~64 岁妇女占所有 35~64 岁妇女的比例。

1.3　阳性 / 异常检出率：某时间段某地区内接受检查（初筛、阴道镜、病理检查）的妇女中结果阳性 / 异常者所占的比例。

1.4　治疗率：某时间段某地区子宫颈癌检查中子宫颈组织病理检查结果为子宫颈癌前病变或浸润癌患者接受治疗（包括手术、放疗、化疗和姑息治疗）的人数占本地区同期内子宫颈组织病理检查结果为子宫颈癌前病变或浸润癌的妇女人数。

2. 结果指标

2.1　子宫颈癌发病率：某时间段某地区某年龄段新发子宫颈癌患者占本地区同期内此年龄段所有妇女的比例。

2.2　子宫颈癌死亡率：某时间段某地区某年龄段诊断为子宫颈癌的患者中发生死亡的比例。

附录3　子宫颈癌防控知识问与答

一、HPV 感染与子宫颈癌

1. 引起子宫颈癌的原因是什么？

已有研究证明几乎所有的子宫颈癌（99%）都与生殖系统的高危型人乳头状瘤病毒（HR-HPV）持续感染有关。HR-HPV 感染后持续存在，首先会导致癌前病变，如果癌前病变没有及时发现和治疗，一般经 10~20 年的时间可发展为子宫颈癌。

2. 人乳头状瘤病毒（HPV）的型别及感染特点有哪些？

HPV 感染是生殖道最为常见的病毒性感染，目前已发现 100 多种不同基因型别的 HPV，其中有 40 多种型别能够感染男女生殖道，感染部位包括阴茎皮肤、外阴、肛门、阴道、子宫颈和直肠。

HPV 分为高危型和低危型两大类。WHO/IARC 已明确的高危型 HPV16、18、31、33、35、39、45、51、52、56、58、59、68 型与子宫颈、外阴、阴道、肛门及阴茎的高级别病变和恶性肿瘤发病相关，其中约 70% 的子宫颈癌由 HPV16/18 引起。低危型 HPV6、11、40、42、43、44、54 型等感染主要与低级别鳞状上皮内病变和生殖器疣(尖锐湿疣)有关。

3. HPV 感染途径是什么?

HPV 是一种极易感染人体表皮和黏膜鳞状上皮的病毒。主要通过性行为传播感染,其传染性强,传播速度要高于某些性传播病原微生物,如 HIV。大约 80% 的人一生中都会被感染,通常发生在初次性行为后不久。大多数 HPV 感染者无任何症状和体征,并不知道自己已被感染,他们可以继续将病毒传染给性伴。

HPV 的感染途径除了性行为外,还可通过直接接触感染。如手接触了 HPV 污染的物品后,常发生在如厕、沐浴时有可能将病毒带入生殖器官;或者是生殖器官接触到带有 HPV 污染的浴巾、内衣等,也有可能被感染。

4. HPV 感染一定会发展为子宫颈癌吗?

不一定。因为 HPV 感染后大约 90% 的人会在两年内自动清除,感染低危型 HPV 不会发展为子宫颈癌,即使持续感染(一般定义为两年)了高危型的 HPV 也仅有 10% 的人经过 10~20 年的时间可能发展为癌前病变和子宫颈癌。而且从 HPV 感染发展成低级别病变(LSIL)和高级别病变(HSIL)是可逆的,也就是说,即便是高级别病变也可逆转到低级别病变,而低级别病变不做任何治疗也可消退,但一定要随访。高级别病变一定要及时治疗(妊娠期除外)。

5. 为什么单纯 HPV 感染不需要治疗?

因为 HPV 感染非常常见,而且 90% 的人在两年之内都会依靠自身的免疫功能自动清除。只有少数人会持续感染。目前加速清除 HPV 感染的作用的药物还在研发中。如果在筛查中发现高危型 HPV 阳性,特别是 16 型和 18 型 HPV,一定要进行进一步检查,明确是否存在癌前病变及早期子宫颈癌,以便及早治疗。

6. 哪些人易患子宫颈癌?

因为大多数人一生中都有可能感染 HPV,所以有过性生活的女性,都有患子宫颈癌的潜在危险。此外,从未做过子宫颈癌筛查的妇女是子宫颈癌的高危人群。高危型 HPV 持续感染的女性患子宫颈癌的风险会更高。另外,过早性生活、多性伴或性伴有多性伴、性伴有子宫颈癌史的性伴、男性生殖器癌、多孕多产、患有其他性传播疾病、HIV 感染、吸烟或吸毒、免疫功能低下、有过子宫颈上皮内病变、阴道癌病史者、低收入人群等都为子宫颈癌的高危人群。

7. 如何预防子宫颈癌?

最佳的方法是在有性行为之前接种预防性 HPV 疫苗,并对 25~64 岁有性生活的女性定期进行子宫颈癌筛查。如果筛查结果为异常/阴性,需要尽快接受进一步的诊断和治疗,以便防止病情进一步发展。如果筛查结果未见异常,至少每 3~5 年筛查一次,筛查间隔的确定与所选用的筛查方法有关。

为减少性传播感染的机会,性行为活跃的人群要注意建立安全性行为。如:推迟初次性生活的时间,正确使用避孕套,尽可能减少性伴的数目等。

因为吸烟会增加感染 HR-HPV 及发展为子宫颈癌的几率,因此要尽早戒烟。

二、关于预防性 HPV 疫苗接种

1. 什么是预防性 HPV 疫苗?

HPV 疫苗含 HPV 病毒的主要衣壳蛋白 L1,它能自我组装成类似 HPV 病毒样颗粒(VLP)。这种颗粒不含病毒遗传性物质,因此不能增殖,也就意味着不具有感染性,但可诱导机体产生特异性抗体。HPV 疫苗分为预防性疫苗和治疗性疫苗两种。目前上市的均为预防性疫苗。世界范围内,现已有三种预防性 HPV 疫苗分别于 2006、2007 和 2014 年相继上市,即针对 HPV 6、11、16、18 型的四价疫苗;针对 16、18 型的二价疫苗和针对 6、11、16、18、31、33、45、52、58 的九价疫苗。

2. 接种预防性 HPV 疫苗有何意义?

含有 16、18 的预防性 HPV 疫苗对未曾感染 HPV 或先前感染过随后清除 HPV 的女性有很高的保护效力,对子宫颈癌的预防效率可达 70% 以上。如果在初次性行为之前给予 HPV 疫苗免疫,效果可能最好。预防性 HPV 疫苗还可预防外阴、阴道癌。含有 HPV6 型和 11 型的疫苗还可以预防生殖器疣。预防性 HPV 疫苗仅预防所含基因型别的 HPV 感染,不能保护其他性传播感染,如 HIV。

3. 预防性 HPV 疫苗的效果如何?

国内外的长期(2~9.4 年)随访研究数据显示,预防性 HPV 疫苗有很好的耐受性,高度免疫原性,能够诱导高的抗体滴度,可以有效降低持续性 HPV 感染和 HPV 相关临床疾病。对于从未感染过疫苗所包含的 HPV 型别的女性,或者曾经感染过随后清除病毒的女性,该疫苗均有较好作用,但是对那些目前已感染疫苗包含的 HPV 型别的女性目前未发现有效。

4. 预防性 HPV 疫苗接种后会出现什么不良反应? 安全吗?

接种后局部和全身的不良反应通常较轻微,如局部疼痛、红肿。妊娠不是疫苗接种的绝对禁忌证,但其安全性需要进一步数据支持。2007 年 WHO 通过大量的数据认为 HPV 二价和四价疫苗在预防子宫颈癌前病变和子宫颈癌方面,具有良好的安全性。

2014 年全球疫苗安全咨询委员会(GACVS)根据预防性 HPV 疫苗厂商上市后的监测数据进行分析,得出这两种预防性 HPV 疫苗的安全性都很好的结论。

5. 预防性 HPV 疫苗接种的年龄是多少?

2014 年 WHO 推荐在 9~13 岁女孩中进行预防性 HPV 疫苗的免疫接种。由于性行为是 HPV 感染的重要危险因素,在未发生性生活的女性中接种预防性 HPV 疫苗将产生最佳预防效果。目前在我国将上市的产品有两种,一种适合于 9~26 岁,另一种适合于 20~45 岁女性。对已经发生性行为的女性,虽然接种预防性 HPV 疫苗的保护作用有所下降,但依然有效,建议采用 3 剂次接种程序,且无需在接种前筛查是否存在 HPV 感染。

6. 预防性 HPV 疫苗如何接种?

目前在我国批准上市二价和四价疫苗,两种疫苗均推荐于 0、1 和 6 月分别接种 1 剂次,共接种 3 剂。

HPV 疫苗均采用 3 剂次接种程序,即第 0、2、6 个月分别接种 0.5ml。

7. HIV 阳性者可以接种预防性 HPV 疫苗吗?

目前有关免疫功能低下者和(或)HIV 感染者接种预防性 HPV 疫苗的安全性和免疫原性的信息还很有限。有关血清 HIV 抗体阳性的女性、男性及 7~12 岁感染 HIV 儿童接种预防性 HPV 疫苗 3 剂次程序的数据显示,在这些人群中接种预防性 HPV 疫苗是安全的。

无论其是否正在接受抗反转录病毒治疗的 HIV 阳性者,其接种预防性 HPV 疫苗后的血清 HPV 抗体阳性率与 HIV 阴性受种者相当。

8. 孕妇及哺乳期妇女是否可以接种预防性 HPV 疫苗?

目前有关孕妇接种预防性 HPV 疫苗已经有一些可参考的资料,主要来源于因疏忽而接种疫苗的孕妇及疫苗上市后的监测数据,发现接种预防性 HPV 疫苗的孕妇在妊娠结局或胎儿发育方面均未发现有特别的安全性问题,HPV 二价疫苗被归类为妊娠用药 B 级。

从现有数据显示,哺乳期女性接种预防性 HPV 疫苗后,母亲和婴儿发生疫苗相关不良事件的风险并未升高。

由于证据不充分,但为了胎婴儿安全,目前不推荐在孕期及哺乳期接种预防性 HPV 疫苗。

9. 已接种预防性 HPV 疫苗妇女还需要进行子宫颈癌筛查吗?

目前约有 30% 的子宫颈癌不能通过接种 HPV 疫苗预防,所以所有 25~64 岁有性生活的女性即使接种过预防性 HPV 疫苗,仍需定期接受子宫颈癌筛查。

三、关于子宫颈癌筛查

1. 子宫颈癌筛查有哪些方法?

目前子宫颈癌筛查方法有子宫颈细胞学检查、HPV 检测、醋酸肉眼观察(VIA)等筛查方法,也可以联合筛查即宫颈细胞学检查与 HPV 检测同时做。

联合筛查提高了结果准确性,但价格昂贵。可根据实际情况和医师的建议选择。每一种子宫颈癌筛查方法都有可能存在漏诊,所以定期筛查很重要;子宫颈癌筛查不是诊断,发现异常后应进一步检查,进行确诊。

2. **如何选择子宫颈癌筛查方法?**

目前 WHO 推荐的子宫颈癌筛查方法有三种,即子宫颈细胞学检查、HPV 检测和 VIA。这三种方法各有各的特点,但前提必须控制好试剂质量和人员技术水平。VIA 方法简单,即刻就可出结果,但阳性检出率低,而且绝经后妇女和子宫颈曾接受过物理治疗的妇女不适合;子宫颈细胞学检查已有 60 多年历史,对降低全球的子宫颈癌发挥了重要作用,但需要高水平的专业技术人员;HPV 检测始于 21 世纪初,具有较高的敏感性和特异性,准确客观,但价格较高。因此,选择哪种子宫颈癌筛查方法与妇女的经济条件及所在地区的服务能力有关。

对于经济条件及技术条件允许的地区和妇女,可以采取子宫颈细胞学检查或者 HPV 检测为初筛的方法,也可以两者联合;对于技术条件不允许的地区,可采用醋酸肉眼观察(VIA)的方法。

3. **谁应该接受子宫颈癌筛查?**

25~64 岁的已婚或有性生活的女性都应该定期接受筛查,以便尽早发现癌前病变。特别是有高危因素的女性。

4. **子宫颈癌筛查年龄和间隔时间是多少?**

从 25 岁起开始筛查,64 岁终止。选用的筛查方法不同,间隔的时间也不同。建议 25~29 岁女性选用细胞学方法筛查,每 3 年一次;30~64 岁如果选择 HPV 检测可以每 5 年检测一次,如果选用细胞学筛查可每 3 年一次;如果选用 VIA 方法则要每年筛查一次。65 岁以上的女性,若过去 10 年筛查结果阴性(连续 3 次细胞学检测阴性或 2 次 HPV 阴性),可不再进行筛查。子宫全切术后女性(因良性病变切除)可不筛查。

5. **没有任何不适,也要进行筛查吗?**

感染 HPV 后常常不会出现任何不适症状,可以在人体潜伏多年。HPV 感染引起子宫颈细胞变化但尚未浸润到宫颈间质细胞的这段时间称为癌前病变,大多数女性在发展为癌症之前不会有任何症状。癌前病变可以 10~20 年都没有任何症状,直至发展为子宫颈癌。

子宫颈癌晚期会出现阴道异味、性交后阴道出血、下腹痛或骨盆痛等症状。为避免发展为子宫颈癌晚期,25~64 岁女性都应定期进行子宫颈癌筛查。如果发现有癌前病变应立即接受治疗,癌前病变的治疗是相对简单而有效的,而晚期子宫颈癌较难治疗。

6. **如何做子宫颈癌筛查?**

子宫颈细胞学检查、HPV 检测筛查都需要医护人员使用阴道窥器暴露宫颈后,用小毛刷在宫颈口内,轻轻擦拭并采集标本。醋酸肉眼观察法是医师暴露子宫颈后直接涂抹醋酸。

使用阴道窥器观察子宫颈的时候可能会有轻微不适感。

VIA 检查可以立即出具检查结果,但子宫颈细胞学检查和 HPV 检测则需要将样本送到实验室,过一段时间才能出结果。

7. 子宫颈癌筛查过程有痛苦吗?

子宫颈癌筛查属于无创性筛查,通常无明显的不适反应,因为要使用阴道窥器,有的可能会有轻微不适感。筛查不会对子宫产生任何不良影响。

8. 子宫颈癌筛查结果无异常意味着什么?

如果筛查结果无异常,意味着暂时没有发现子宫颈癌前病变或子宫颈癌,但还要定期筛查,因为无论哪一种筛查都会有一定比例的漏诊。而且定期筛查可以发现新产生的癌前病变,及时处理可阻断其发展为子宫颈癌。

9. 子宫颈癌筛查结果异常意味着什么?

在子宫颈癌筛查过程中,一般子宫颈细胞学结果异常、HR-HPV 结果阳性、VIA 结果异常会被告知为检查结果异常。异常结果意味着被检查者有患子宫颈癌前病变或子宫颈癌的风险,需要进一步检查以明确诊断和治疗,如果不及时诊断和治疗,有可能进展为子宫颈癌。

一旦在筛查时发现有子宫颈癌前病变或子宫颈癌的迹象,医务人员会为你进行进一步的检查或者建议你直接去专科医院进一步的检查和治疗。

医务人员要注意,除非有明确的子宫颈组织病理诊断结果,否则不能轻易告诉妇女可能患有子宫颈癌前病变或子宫颈癌,以免引起患者的焦虑情绪。

10. 我十分害羞,不想让男医师为我做子宫颈癌筛查,该怎么办?

可以要求女医师或护士来做筛查,如果现场只有男医师的话,检查时可以要求女医务人员或女性朋友或女性家庭成员陪伴。

四、关于癌前病变

1. 什么是癌前病变,为什么要重视它?

HR-HPV 持续感染后,会有一较长的癌前病变期,根据病变严重程度,分为低级别病变(LSIL)、高级别病变(HSIL)和原位腺癌。如果不及时治疗,当病变突破上皮下基底膜侵袭到间质层时,形成子宫颈浸润癌。因此,一旦发现癌前病变要引起重视,并及时就诊。

2. 为什么要做阴道镜检查?

子宫颈癌筛查的主要目的就是早发现、早诊断和早治疗癌前病变。VIA、细胞学和 HPV 检测作为筛查方法,结果异常者都需要行阴道镜检查进行评估和诊断,因为并非所有筛查结果异常者都是癌前病变。阴道镜检查对于确诊子宫颈癌至关重要。当筛查结果异常时,通过阴道镜检查更易准确获取病变组织,经送病理检查后,方能确诊有无癌前病变或子宫颈癌。

3. 如何治疗癌前病变?

一旦病理诊断为癌前病变,医务人员会采取相应的处理措施。宫颈病变的级别不同,治疗方法也有所不同。包括物理治疗和局部锥切,治疗效果很好。根据医师建议采取适宜的治疗方法,并在治疗后遵医嘱定期随访。

4. 为什么癌前病变的病人治疗后还要定期随访?

癌前病变的病人即使经过治疗,也存在复发和进展的风险。需要遵医嘱定期随访,以了解和掌握病情进展程度及治疗效果。

五、关于子宫颈癌的常见问题

1. 听说子宫颈癌是因为女性不讲卫生或者使用不洁卫生巾导致的,这是真的吗?

子宫颈癌的发生主要是由 HR-HPV 感染引起的,与阴道的清洁卫生和使用不洁卫生巾没有直接关系,不注意卫生的女性容易发生生殖道感染,会增加 HPV 感染和宫颈病变的风险。因此,女性应注意保持外阴的清洁卫生,预防生殖道感染和性传播疾病的发生。

2. 宫颈糜烂会发展为子宫颈癌吗?

宫颈糜烂是一种生理现象,不需特殊处理。然而,大部分的子宫颈癌前病变或者子宫颈癌表现为宫颈糜烂样外观,应当引起重视,并定期筛查。

3. 子宫颈癌是一种性传播疾病(STD)吗?

不是。子宫颈癌主要是由 HR-HPV 感染引起的,HPV 主要通过性接触传播,感染 HR-HPV 的女性中只有少部分会持续感染进而发展为癌前病变,如果不及时接受治疗就有可能会发展为子宫颈癌。

4. 是不是有多个性伴的女性更易发生 HPV 感染?

是的。有多个性伴就会使 HPV 感染的风险增加。

5. 只有多性伴的女性才会得子宫颈癌吗?

不是。只要有性行为的女性就有感染 HPV 的可能,就有可能引起子宫颈细胞病变进而罹患子宫颈癌。但是,多性伴女性及男性伴侣有多性伴的女性会使 HPV 感染及子宫颈癌发生的几率增加。女性超过 25 岁进行子宫颈癌筛查或者为 13~15 岁的还没有性行为的女孩注射预防性 HPV 疫苗,可以有效降低患子宫颈癌的风险。

6. 宫内节育器和避孕药会引起子宫颈癌吗?

不会。宫内节育器和避孕药的使用只是为了避免意外怀孕,不会引起子宫颈癌。但目前有研究发现长期口服避孕药(5 年以上),可能由于无保护性行为(未采用避孕套),可增加患子宫颈癌的风险。

7. 子宫颈癌会出现哪些症状?

子宫颈癌早期可以没有任何症状,也可出现阴道异味、黄色或棕色的分泌物,异常阴道出血或性交后出血等,如出现这些症状,要及时到医疗机构就诊。

8. HPV 和 HIV 是相似的吗? 都可以引起艾滋病吗?

HPV(人乳头瘤病毒)和 HIV(人类免疫缺陷病毒)是完全不同的两种病毒。HPV 远比 HIV 容易感染。HPV 可存活于皮肤和黏膜上,可通过皮肤和性接触传播,几乎每个有性行为的人都可能感染过 HPV。而 HIV 则存活于精液和血液等体液中,必须通过体液之间的交换传播,离开体液不能存活。所以使用安全套对预防 HIV 通过性接触传播是十分有效的,而预防 HPV 感染作用不大,因为 HPV 可以在皮肤上存活。预防 HPV 感染最有效的办法是接种预防性 HPV 疫苗。目前尚没有针对 HIV 的疫苗。

六、男性参与预防子宫颈癌需要了解的知识

HPV 感染是通过性接触传播的,因此男性也应参与子宫颈癌的预防,可重点在以下几方面发挥关键作用:

1. 当性伴侣、姐妹、母亲在 25~64 岁阶段,鼓励其定期接受子宫颈癌筛查。
2. 当性伴侣、姐妹、母亲被检测患有癌前病变或子宫颈癌时,支持和帮助及时到医院就诊。
3. 支持和鼓励女儿、姐妹、女性朋友适时接种预防性 HPV 疫苗。
4. 减少性伴侣数,正确使用避孕套。
5. 需要掌握关于子宫颈癌的基本知识。

七、为感染 HIV 女性提供咨询需掌握的知识

1. 感染 HIV 的女性更容易受到 HPV 的感染,也更容易发展为子宫颈癌,但是积极的筛查与及时诊治癌前病变,可避免其发展为子宫颈癌。
2. 感染 HIV 的女性一旦罹患子宫颈癌,其病程进展更快,因此更需要定期接受子宫颈癌筛查。
3. 感染 HIV 的女性为预防子宫颈癌,必须坚持服用医师建议的药品,并且定期进行子宫颈癌筛查。如果诊断子宫颈癌前病变,应尽早接受治疗并要遵循医师的建议定期随访。
4. 不知道自己是否感染 HIV 或者居住在 HIV 流行地区、有不安全性行为、有偿性服务或吸毒的女性,应该进行 HIV 检查以确定是否感染。因为同时感染 HPV 和 HIV 的女性更容易患子宫颈癌,尽早且定期进行子宫颈癌筛查非常重要。

5. 医疗服务提供者应了解所辖社区 HIV 的筛检中心以及 HIV 阳性的女性应如何接受子宫颈癌筛查。

附录 4　HPV 疫苗接种相关表格

附录 4-1　人乳头状瘤病毒（HPV）疫苗预防接种登记表

一、基本资料

编码：

姓名：

性别：

出生日期：　　　年　　　月　　　日

身份证号：☐☐☐☐☐☐☐☐☐☐☐☐☐☐☐☐☐☐

监护人姓名（如适用）：　　　　　　　与受种者关系：

联系电话：

家庭住址：　　省　　　市　　　县　　　乡（镇、街道）　　　　村（居委会）

户籍地址：　　省　　　市　　　县　　　乡（镇、街道）

过敏史：

接种禁忌：

接种单位联系电话：

（条形码）

发证单位（签章）：

发证日期：　　　年　　　月　　　日

二、接种信息

接种记录	接种日期	接种部位	疫苗批号	生产企业	接种单位	接种人员
第一针						
第二针						
第三针						

附录 4-2　疑似预防接种异常反应个案报告卡

1. 编码　　　　　_____

2. 姓名 *　　　 _____

3. 性别 *　　　 1. 男　2. 女

4. 是否孕妇或哺乳期妇女　1. 孕妇　2. 哺乳期妇女　3. 均否

5. 出生日期 *　_____年____月___日

6. 职业　　　　 _____

7. 现住址　　　 _____

8. 联系电话 _____

9. 监护人 _____

10. 可疑疫苗接种情况(按最可疑的疫苗顺序填写)

	疫苗名称 *	规格(剂/支或粒)	生产企业 *	疫苗批号 *	接种日期 *	接种组织形式	接种剂次 *	接种剂量(ml或粒) *	接种途径 *	接种部位 *	疫苗类型 *
1											
2											
3											

11. 反应发生日期 * _____年____月____日

　　接种至出现症状的间隔 ____天____．____小时

12. 发现/就诊日期 * _____年____月____日

13. 就诊单位 _____

14. 主要临床经过 * _____

　　发热(腋温℃)* ____℃　1. 37.1~37.5　2. 37.6~38.5　3. ≥38.6

　　局部红肿(直径cm)* ____cm　1. ≤ 2.5　2. 2.6-5.0　3. >5.0

　　局部硬结(直径cm)* ____cm　1. ≤ 2.5　2. 2.6-5.0　3. >5.0

　　其他症状 □哭闹　□嗜睡　□食欲不振　□乏力

　　　　　　 □头痛　□头晕　□皮疹　□肌痛　□关节痛

　　　　　　 □出汗　□瘙痒　□麻木

　　　　　　 □胸闷　□心悸　□面色苍白

　　　　　　 □咳嗽　□流涕　□咽红

　　　　　　 □恶心　□呕吐　□腹痛　□腹泻

　　　　　　 □其他_____

15. 初步临床诊断 _____

　　其他初步临床诊断 _____

16. 是否住院 * 1. 是　2. 否

17. 病人转归 * 1. 痊愈　2. 好转　3. 加重　4. 后遗症　5. 死亡　6. 不详

18. 初步分类 * 1. 一般反应　2. 待定

19. 反应获得方式 1. 被动监测报告　2. 主动监测报告

20. 报告日期 * _____年____月____日

21. 报告单位 * _____

22. 报告人 _____

23. 联系电话 _____

24. 录入时间 * _____年____月____日

25. 最后修改时间 * _____年____月____日

26. 录入单位 _____

27. 录入人 _____

说明:* 为关键项目

附录 4-3　群体性疑似预防接种异常反应登记表

群体性 AEFI 编码: 县国标码□□□□□□ - 首例发生年份□□□□ - 编号□□

疫苗名称*: _____　生产企业*: _____　规格 (剂 / 支或粒)*: □□□□　发生地区: _____

接种人数*: _____　反应发生人数*: _____　接种单位: _____　有无批签发合格证: _____　接种单位: _____

录入时间: _____年___月___日　最后修改时间: _____年___月___日　录入单位: _____　报告人: _____　联系电话: _____　录入人: _____

编号	姓名*	性别*	出生日期*	疫苗批号*	接种日期*	接种组织形式*	疫苗类型*	接种剂次*	接种剂量*	接种途径*	接种部位*	反应发生日期*	发现/就诊日期*	是否住院*	病人转归*	反应获得方式	报告日期*	调查日期*	发热(腋温℃)*	局部红肿(直径cm)*	局部硬结(直径cm)*	其他症状	作出结论的组织*	组织级别*	反应分类*	最终临床诊断*	是否严重 AEFI	录入日期	最后修改日期	录入单位	录入人

说明: * 为关键项目

附录 4-4　疑似预防接种异常反应个案调查表

一、基本情况

1. 编码 * ＿＿＿＿＿＿＿＿＿＿＿＿＿

2. 姓名 * ＿＿＿＿＿＿＿＿＿＿＿＿＿

3. 性别 * 1. 男　2. 女

4. 是否孕妇或哺乳期妇女 1. 孕妇　2. 哺乳期妇女　3. 均否

5. 出生日期 * ＿＿＿＿＿年＿＿月＿＿日

6. 职业 ＿＿＿＿＿＿＿＿＿＿＿＿＿

7. 现住址 ＿＿＿＿＿＿＿＿＿＿＿＿＿

8. 联系电话 ＿＿＿＿＿＿＿＿＿＿＿＿＿

9. 监护人 ＿＿＿＿＿＿＿＿＿＿＿＿＿

二、既往史

1. 接种前患病史 1. 有　2. 无　3. 不详

　　如有,疾病名称 ＿＿＿＿＿＿＿＿＿＿＿＿＿

2. 接种前过敏史 1. 有　2. 无　3. 不详

　　如有,过敏物名称 ＿＿＿＿＿＿＿＿＿＿＿＿＿

3. 家族患病史 1. 有　2. 无　3. 不详

　　如有,疾病名称 ＿＿＿＿＿＿＿＿＿＿＿＿＿

4. 既往异常反应史 1. 有　2. 无　3. 不详

　　如有,反应发生日期 ＿＿＿＿＿年＿＿月＿＿日

　　接种疫苗名称 ＿＿＿＿＿＿＿＿＿＿＿＿＿

　　临床诊断 ＿＿＿＿＿＿＿＿＿＿＿＿＿

三、可疑疫苗情况(按最可疑的疫苗顺序填写)

	疫苗 1	疫苗 2	疫苗 3
1. 疫苗名称 *	＿＿＿	＿＿＿	＿＿＿
2. 规格(剂 / 支或粒)	＿＿＿	＿＿＿	＿＿＿
3. 生产企业 *	＿＿＿	＿＿＿	＿＿＿
4. 疫苗批号 *	＿＿＿	＿＿＿	＿＿＿
5. 有效日期	＿＿＿	＿＿＿	＿＿＿
6. 有无批签发合格证书	＿＿＿	＿＿＿	＿＿＿
7. 疫苗外观是否正常	＿＿＿	＿＿＿	＿＿＿
8. 保存容器	＿＿＿	＿＿＿	＿＿＿
9. 保存温度(℃)	＿＿＿	＿＿＿	＿＿＿
10. 送检日期	＿＿＿	＿＿＿	＿＿＿
11. 检定结果是否合格	＿＿＿	＿＿＿	＿＿＿

四、稀释液情况

	疫苗 1	疫苗 2	疫苗 3
1. 稀释液名称	＿＿＿	＿＿＿	＿＿＿

2. 规格（ml/ 支）　　 _____　 _____　 _____

3. 生产企业　　 _____　 _____　 _____

4. 稀释液批号　　 _____　 _____　 _____

5. 有效日期　　 _____　 _____　 _____

6. 稀释液外观是否正常　 _____　 _____　 _____

7. 保存容器　　 _____　 _____　 _____

8. 保存温度（℃）　　 _____　 _____　 _____

9. 送检日期　　 _____　 _____　 _____

10. 检定结果是否合格　 _____　 _____　 _____

五、注射器情况　　　疫苗 1　　　疫苗 2　　　疫苗 3

1. 注射器名称　　 _____　 _____　 _____

2. 注射器类型　　 _____　 _____　 _____

3. 规格（ml/ 支）　　 _____　 _____　 _____

4. 生产企业　　 _____　 _____　 _____

5. 注射器批号　　 _____　 _____　 _____

6. 有效日期　　 _____　 _____　 _____

7. 送检日期　　 _____　 _____　 _____

8. 检定结果是否合格　 _____　 _____　 _____

六、接种实施情况　　　疫苗 1　　　疫苗 2　　　疫苗 3

1. 接种日期 *　　 _____　 _____　 _____

2. 接种组织形式 *　　 _____　 _____　 _____

3. 疫苗类型　　 _____　 _____　 _____

4. 接种剂次 *　　 _____　 _____　 _____

5. 接种剂量（ml 或粒）*　 _____　 _____　 _____

6. 接种途径 *　　 _____　 _____　 _____

7. 接种部位 *　　 _____　 _____　 _____

8. 接种单位　　 _____　 _____　 _____

9. 接种地点　　 _____　 _____　 _____

10. 接种人员　　 _____　 _____　 _____

11. 有无预防接种培训合格证　 _____　 _____　 _____

12. 接种实施是否正确　 _____　 _____　 _____

七、临床情况

1. 反应发生日期 *　　 _____ 年 ___ 月 ___ 日

　 接种至出现症状的间隔　 ___ 天 ___ . ___ 小时

2. 发现 / 就诊日期 *　　 _____ 年 ___ 月 ___ 日

3. 就诊单位　　 _____

4. 主要临床经过 *　　 _____

发热(腋温℃)*　　　　_____℃　　1. 37.1~37.5　2. 37.6~38.5　3. ≥38.6

局部红肿(直径 cm)*　　_____cm　　1. ≤2.5　2. 2.6~5.0　3. >5.0

局部硬结(直径 cm)*　　_____cm　　1. ≤2.5　2. 2.6~5.0　3. >5.0

其他症状　　　　　　　　□哭闹　□嗜睡　□食欲不振　□乏力

　　　　　　　　　　　　□头痛　□头晕　□皮疹　□肌痛　□关节痛

　　　　　　　　　　　　□出汗　□瘙痒　□麻木

　　　　　　　　　　　　□胸闷　□心悸　□面色苍白

　　　　　　　　　　　　□咳嗽　□流涕　□咽红

　　　　　　　　　　　　□恶心　□呕吐　□腹痛　□腹泻

　　　　　　　　　　　　□其他_____

5. 初步临床诊断　　　　　_____

　　其他初步临床诊断　　_____

6. 是否住院治疗 *　　　　1. 是　2. 否

　　如是,医院名称　　　　_____

　　病历号　　　　　　　_____

　　住院日期　　　　　　_____年____月____日

　　出院日期　　　　　　_____年____月____日

7. 病人转归 *　　　　　　1. 痊愈　2. 好转　3. 加重　4. 后遗症　5. 死亡　6. 不详

　　如死亡,死亡日期　　　_____年____月____日

　　是否进行尸体解剖　　　1. 是　2. 否

　　尸体解剖结论　　　　　_____

八、其他有关情况

1. 疫苗流通情况及接种组织实施过程　　　　_____

2. 同品种同批次疫苗接种剂次数及反应发生情况　　_____

3. 当地类似疾病发生情况　　　　　　　　　_____

九、报告及调查情况

1. 反应获得方式　　　　1. 被动监测　2. 主动监测

2. 报告日期 *　　　　　_____年____月____日

3. 报告单位 *　　　　　_____

4. 报告人　　　　　　　_____

5. 联系电话　　　　　　_____

6. 调查日期 *　　　　　_____年____月____日

7. 调查单位　　　　　　_____

8. 调查人　　　　　　　_____

十、结论

1. 做出结论的组织 *　　1. 医学会　2. 调查诊断专家组　3. 疾控机构

　　组织级别 *　　　　　1. 省级　2. 市级　3. 县级

2. 初步分类　　　　　　1. 一般反应　2. 待定

3. 反应分类 *　　　　　　　　　　1. 一般反应　2. 异常反应　3. 疫苗质量事故

　　　　　　　　　　　　　　　　　4. 接种事故　5. 偶合症　6. 心因性反应　7. 待定

　　如为异常反应,机体损害程度 *　　_____参照《医疗事故分级标准》

4. 最终临床诊断

　　主要临床诊断 *　　　　　　　　_____

　　其他临床诊断　　　　　　　　　_____

5. 是否严重 AEFI*　　　　　　　　1. 是　2. 否

　　是否群体性 AEFI*　　　　　　　1. 是　2. 否

　　如是,群体性 AEFI 编码　　　　_____

6. 是否给予异常反应补偿　　　　　1. 是　2. 否

　　如是,补偿金额(元)　　　　　　_____._____

　　补偿时间　　　　　　　　　　　_____年_____月_____日

7. 是否给付其他费用　　　　　　　1. 是　2. 否

　　如是,给付金额(元)　　　　　　_____._____

　　给付日期　　　　　　　　　　　_____年_____月_____日

8. 录入时间　　　　　　　　　　　_____年_____月_____日

9. 最新修改时间　　　　　　　　　_____年_____月_____日

10. 录入单位　　　　　　　　　　_____

11. 录入人　　　　　　　　　　　_____

说明:* 为关键项目

附录5　子宫颈癌筛查标本取材方法

一、细胞学取材

以子宫颈外口为圆心,在子宫颈外口鳞柱上皮交界处和子宫颈管内,用子宫颈细胞刷刷取 2~3 周,应尽量避免损伤子宫颈引起出血,影响检查结果。如采用传统巴氏涂片,需立即将刷取的标本均匀薄薄涂于载玻片上,应顺同一方向轻轻均匀推平,不宜太厚,切忌来回涂抹,涂片面积应不小于玻片的 2/3。

如采用液基细胞学,需立即将取材器上的细胞尽可能全部洗入或将毛刷头取下直接放入装有保存液的小瓶中送检。

二、HPV 取材

1. 医师采集标本

(1)用取材器在子宫颈管取材。将取材器插入子宫颈口 1~1.5cm,沿同一方向旋转 2~3 圈,将刷头立即放入装有保存液的容器中,充分震荡。如果同时进行细胞学及 HPV 取材,并需使用不同的保存液保存时,建议先行细胞学取材,后行 HPV 取材。

(2) 取材后将收集的标本立即放入装有细胞保存液的容器中。

(3) 将受检者姓名、标本编号和采样日期正确地标记于保存液的瓶子上,送检。

2. 标本的自我采集

(1) 按照检查试剂盒说明书,向受检者讲解如何在阴道深部自行采集标本。

(2) 提供取材器和装有保存液的标本收集瓶。

(3) 受检者可在诊室的私密处采集标本,也可以在家采集。

(4) 如果在家自我采集标本,受检者应尽快将标本送到标本收集点,无论什么情况,都应该遵照试剂盒说明在规定的时间内送达。

附录 6　子宫颈癌前病变的诊断与处理方法

附录 6-1　阴道镜检查步骤和注意事项

总体要求:阴道镜检查前各项准备充分,操作过程动作轻柔、观察细致、步骤清晰、判断准确,随着操作的进行告知患者可能存在的不适感。在检查完毕后需要给出阴道镜的基本印象(阴道镜拟诊),并做出处理计划如随诊、子宫颈多点活检或诊断性 LEEP 术等。

(一)阴道镜检查器械准备

无菌的阴道窥器、消毒液(安尔碘溶液、碘伏等)、3%~5% 醋酸、5% 复方碘溶液、活检钳、刮匙、血管钳、消毒棉球、装有甲醛的小瓶、圆珠笔和标签。

(二)阴道镜检查前沟通

1. 阴道镜检查前首先全面了解患者主诉及病史、子宫颈癌筛查结果,向患者讲明阴道镜检查目的和意义,解除患者思想顾虑,得到患者理解并同意。

2. 向患者简单介绍如何进行阴道镜检查。

(三)阴道镜检查流程

1. **体位**　嘱被检查者取膀胱截石位(头部略高 15°~25°),全身放松,双手放松置于上腹部,检查者戴一次性隔离手套,将阴道窥器蘸少许生理盐水,调整好设备开始检查。

2. **外阴、阴道及子宫颈的观察**　在放入阴道窥器之前,首先观察外阴、阴道前庭、会阴体及肛周皮肤纹路、色泽、有无赘生物、溃疡或者创伤、有无抓痕,并观察外阴分泌物性状及有无血迹。

沿阴道壁缓慢轻柔推进窥器,大约在阴道上 2/3 段的地方转成前后位,并在随后的推进中张开窥器前后叶,暴露子宫颈,同时转动窥器以全面观察整个阴道壁色泽、薄厚,有无充血、溃疡及赘生物等。观察子宫颈及阴道表面分泌物的性状,如有大量分泌物或血液,用棉球擦拭,整个过程中避免损伤子宫颈及阴道上皮,如有异常情况需同患者沟通及处理。

首先用低倍镜(×5 或者 ×10)观察子宫颈及阴道的异常,如溃疡、纳氏囊肿、肉眼可疑癌或湿疣等,确定转化区(TZ)、新鳞柱交界及原始鳞柱交界区。

3. **生理盐水试验**　生理盐水轻柔擦拭及清洁子宫颈及阴道,在正常光线下观察,首先采用低倍(6~7 倍)观察,15~20 倍放大观察细节。需要时可采用绿色滤镜观察,同时拍摄图片并储存。

4. **醋酸染色试验**　告知患者接下来的操作可能伴随阴道烧灼的感觉,然后用饱蘸 5% 醋酸溶液的棉球贴覆在子宫颈表面,让子宫颈表面、阴道穹隆及阴道壁与醋酸充分作用,60 秒后开始观察子宫颈上皮及阴道黏膜的变化。重点观察部位是子宫颈转化区及新鳞柱交界区。如果转化区不可见,可以借助宫口扩张器观察子宫颈管口,如果借助宫口扩张器仍然无法完全暴露新鳞柱交界区,必要时考虑行 ECC。并随时间延长观察子宫颈上皮和血管的变化,同时确定转化区的类型、病灶大小、位置、面积、程度及同转化区的关系。

5. **碘染色试验**　用 5% 复方碘溶液充分涂抹子宫颈表面、阴道穹隆及阴道壁可能存在病变的区域,观察碘染色程度、不着色区的大小及位置等。

6. **阴道镜评估**　结合生理盐水醋酸以及碘染色下的子宫颈上皮的变化以及血管特征做出阴道镜的评估,阴道镜检查是否充分,不充分说明原因。

(1) 总体评估从 3 个方面进行:

1) 充分性评估:每例检查都应该明确指出是否充分暴露子宫颈,有无其他因素影响检查的可靠性。如果子宫颈暴露困难,或者有炎症、出血、瘢痕等因素影响检查的充分性,应予以注明。

2) 鳞柱交界的可见性评估:分为完全可见、部分可见或不可见 3 种。鳞柱交界"全部可见"指 360° 鳞柱交界全可以清楚看见;"部分可见"指大部分可见,但有一部分位于宫颈管内不可见;"不可见"指全部或大部分鳞柱交界位于子宫颈管内不可见。

3) 转化区的类型:1 型指转化区全部位于子宫颈外口以外,完全可见;2 型指部分转化区位于宫颈外口以内,但在器械的协助下完全可见;3 型指转化区部分位于子宫颈外口以内,不能全部可见。

(2) 阴道镜诊断包括正常阴道镜所见 / 异常阴道镜所见及级别 / 可疑浸润癌 / 杂类。

7. **确定活检部位**　根据阴道镜下异常图像的特征、子宫颈癌筛查结果及患者主诉综合考量,确定是否进行活检以及活检部位。如果需要活检应同患者沟通活检的必要性并征得患者同意,告知活检是从可疑有病变的部位取小块组织进行病理检查获得明确的诊断。活检操作可能会有轻微疼痛。应在阴道镜指示下在可疑病变最重的部位取材,多点活检有助于降低漏诊可能。当子宫颈转化区为 3 型或需要明确子宫颈管内是否存在有潜在的病变或可疑腺上皮病变时,应进行子宫颈管搔刮(ECC)。活检和(或)颈管搔刮后,将所取标本按照不同部位分别放入装有 10% 中性缓冲福尔马林固定溶液的容器中固定,并标识清晰患者的相关信息。

8. 子宫颈创面的处理　活检完毕后用消毒棉球压迫活检部位一定时间,取开棉球后创面无活动性出血则无需特殊处理;若有活动性出血可用带尾消毒纱球或纱布压迫创面,嘱患者 4 小时后自行取出。也可以创面涂抹止血药物(如云南白药粉)或者覆盖止血纱,查无明确活动性出血,缓慢退出阴道窥器,嘱患者稍事休息,无头晕、心慌、出汗等不适再起身,如有以上不适则嘱患者躺下并将双腿抬高,休息后上述症状多数能慢慢缓解。

9. 书写并打印阴道镜报告单　整个检查过程中应拍摄子宫颈及阴道内(必要时外阴)的异常图片并储存。书写阴道镜报告,具体内容需要包括以下要点:阴道镜检查是否充分,不充分者应说明原因(必要时应待原因去除后再次复查阴道镜),新鳞柱交界的可见性(完全可见、部分可见、不可见),转化区类型(1、2、3 型)。详细描述病灶的部位、面积、累及的象限、病变与转化区的关系等。阴道镜应包括对病变程度的印象(阴道镜拟诊)和具有代表性的图片以及进一步的处理,同时写明阴道镜检查术后注意事项。

10. 将所取标本贴好标签、详细填写病理申请单(应提供重要的临床信息)并送检。

(四) 阴道镜检查后沟通

向患者告知阴道镜检查对于病变的基本印象(阴道镜拟诊),活检或者子宫颈管搔刮可能的意义。同时向患者讲明阴道镜检查后注意事项:

1. 1 周后阴道无明显出血及异常分泌物后可同房,建议用避孕套避孕。

2. 如果出现阴道活动性出血、下腹痛、阴道脓性分泌物或者发热请及时回院就诊。

3. 1 周后来院取病理结果并阴道镜门诊复查。

(五) 操作过程注意事项

动作轻柔、充分暴露、仔细观察。在放入阴道窥器之前,首先观察外阴、阴道前庭、会阴体及肛周皮肤黏膜情况和分泌物性状。沿阴道壁缓慢轻柔推进窥器的同时,仔细观察阴道壁和尽可能充分暴露子宫颈,避免损伤子宫颈及阴道上皮。依次使用生理盐水、3%~5% 醋酸,必要时使用复方碘溶液,观察上皮、血管、病变边界、轮廓等。先采用低倍镜(×5 或者 ×10)观察子宫颈及阴道壁,识别转化区。如果转化区不完全可见,可以借助子宫颈扩张器或者其他工具帮助扩张子宫颈口以观察向内延伸的转化区和病变。如借助外界器械帮助无法完全暴露新鳞柱交界,必要时可考虑行子宫颈管搔刮术。如果醋酸染色后足以判断病变程度和范围,复方碘染色不是必需的。复方碘染色在某些情况下有助于低级别病变和高级别病变的鉴别和确定病变范围。

附录6-2　子宫颈癌前病变常用治疗方法介绍

一、消融性治疗

常用方法为冷冻疗法、激光、电凝、冷凝等,是通过物理的方法破坏子宫颈表面的癌前病变组织,促使再生的正常上皮组织覆盖子宫颈创面,达到治疗的目的。

(一)冷冻治疗

采用冷冻的方法破坏子宫颈上的癌前病变组织。将一个高度冷却的金属盘(冷冻治疗头)覆盖到子宫颈来冷冻异常区域(连同周边的正常区域)(附图1)。使用压缩的二氧化碳(CO_2)或一氧化二氮(N_2O)的气体罐来实现冷冻治疗头的冷却。冷冻治疗最关注的是治疗的深度是否可以达到完全破坏子宫颈表面的癌前病变组织的目的,所以目前建议的冷冻治疗是采用双冻融的程序,治疗的时间大约需要15分钟,治疗期间妇女可能仅有轻度的下腹不适感,接受性良好。治疗后阴道的排液、少量的阴道血性分泌物排出可能持续一个月左右。常常在一个月后经过冷冻治疗的区域将被再生的正常上皮覆盖愈合。

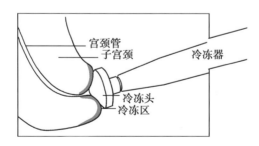

附图1　冷冻治疗头在子宫颈表面的冰形成位置示意图

冷冻治疗可以在各级卫生保健机构的门诊进行,无需麻醉,无需电力供应,由熟练掌握盆腔检查和经过冷冻疗法培训的卫生保健工作者(医师、护士或助产士)完成冷冻治疗的操作。如果妇女的主诉、盆腔检查或筛查细胞学检查、阴道镜检查以及病理结果高度可疑子宫颈浸润癌时,禁行冷冻治疗,建议行诊断性锥切术进一步明确诊断。如果从事冷冻治疗的卫生保健机构工作人员不具有排除浸润癌的能力,应禁行冷冻治疗,将患者转诊至上一级卫生保健机构进行进一步评估。

冷冻疗法的适应证同消融治疗适应证,需要注意的是患者的子宫颈癌前病变病灶位于子宫颈表面,面积不超过子宫颈的 3/4,且病变全部边界可见,未延伸至颈管内或阴道壁,治疗探头可完全覆盖。

治疗后的注意事项:冷冻破坏后的子宫颈正常上皮组织的再生大约需要一个月时间。接受治疗的患者应被告知在这段时间内,阴道将会有大量的水样分泌物排出,为预防感染应在阴道水样分泌物排出期间尽量避免性生活,如果不能避免应该使用避孕套。

(二) 激光治疗

兴起于 20 世纪的 70~80 年代,主要用于子宫颈表面 HSIL 的消融治疗。优点是在阴道镜下进行治疗时,治疗的范围可精准掌握。缺点是治疗的深度不确定,不能获得进一步的组织学诊断。故该方法不适用于需要进一步进行病理诊断的患者,不适用于病变向子宫颈管内延伸的患者。受仪器设备普及率差的影响,该方法目前在中国应用并不普及。

(三) 电凝治疗

该方法的优点是便宜,治疗效果好,但其缺点是治疗时疼痛明显,可能需要麻醉,可能会引起子宫颈管的狭窄,同样该治疗不能获得进一步的组织学诊断。

(四) 冷凝治疗

该方法在欧洲及澳大利亚使用比较普遍,原理是将病变组织暴露于可导致组织坏死的温度下(100℃),以达到破坏整个转化区、尽可能减少对正常组织的破坏以预防子宫颈浸润癌的目的。优点是便宜、有效及操作简单。缺点是治疗后阴道排液,以及缺乏进一步组织学的诊断。

由此可见,几种消融性治疗方法效果均明显,操作简单,但缺点均是不能获得可用以进一步组织学诊断的标本,所以在选择该治疗方法前一定要进行严格的筛选,确保通过临床检查、细胞学或 HPV 等检测、阴道镜检查以及对最可疑病变区域的组织学诊断除外子宫颈浸润癌。对于不能除外子宫颈浸润癌或病变向子宫颈管内延伸的患者建议行锥切治疗。

二、切除治疗

常用方法为 LEEP 和 CKC。可用于子宫颈癌前病变的诊断与治疗。

(一) LEEP

使用由环形细金属丝制成的电手术装置以切除子宫颈的异常组织。环形电极同时具有切割以及凝固的双重作用,切除异常组织后使用球形电极凝固出血部位(附图 2)。LEEP 的治疗目的是切除整个转化区的病变组织。切除的组织送病理学进行进一步检查,对病变的程度进行全面评估。因此,LEEP 可提供双重目的,治疗(切除病灶)以及再诊断(切除的标本进行病理检查)。该治疗程序可以在门诊局部麻醉下进行,手术时间通常不超过 30 分钟,LEEP 手术患者在门诊观察室停留观察数个小时后,如无明显活动性出血时可以回家休养。LEEP 是一个相对简单的手术,但是只有经过专业培训的妇科阴道镜医师才能进行操作,示意图见附图 2。操作者需要具备识别并处理术中以及术后并发症的能力。LEEP 要求在具有经过专业培训的阴道镜医师的二级及以上卫生保健机构进行。

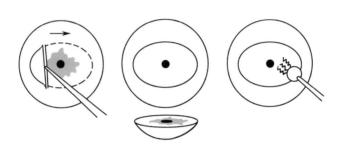

附图 2 LEEP 一步法示意图

注:切除治疗子宫颈阴道部的病变:环形电极切除病变组织,球形电极凝固出血部位

手术后的注意事项:应告知患者手术后会有数天下腹轻微的痉挛感以及长达一个月的阴道分泌物增多。最初 7~10 天可能是血性分泌物,逐渐过渡为黄色分泌物。子宫颈的组织再生需要一个月时间,在此期间,患者应避免性生活,假如不能避免性生活时,建议使用避孕套。

(二) CKC

CKC 是经典的子宫颈癌前病变的诊断以及治疗方法,是用手术刀自子宫颈进行锥型组织切除,包括子宫颈阴道部以及部分子宫颈管,示意图见附图 3。切除组织的多少应依据病变的大小及有无浸润癌的可能性。切除

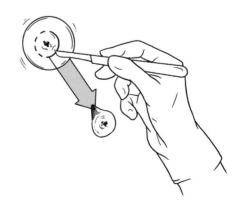

附图 3 冷刀锥切部分子宫颈组织示意图

的组织需进行进一步病理诊断以及确定异常组织是否完全切除。该方法的优点是可以保证切除标本的完整性以及组织病理的可解释性。尤其适用于不能除外微小浸润癌或子宫颈腺上皮癌前病变(AIS)的患者。

　　CKC应在配备有必要的基础设施、设备、物品以及具有接受过专业培训的手术者的医院内进行,应由经过手术培训的保健提供者例如妇科医师或接受过手术步骤培训、具有识别以及管理手术并发症能力的手术医师实施。手术过程大约在一小时内完成,需要全麻或区域麻醉(脊髓或硬膜外),患者可在手术当天或第二天出院。

　　手术后的注意事项:CKC治疗后应告知患者会有数天下腹轻微的痉挛感和阴道血性分泌物,7~14天后血性分泌物将转变成黄色分泌物。子宫颈愈合需要4~6周(具体取决于CKC的治疗范围),在此期间,患者应避免性生活,假如不能避免性生活时,建议使用避孕套。

缩略语英中文对照

AGC   atypical endometrial cells   非典型腺细胞

AIS   adenocarcinoma in situ   原位腺癌

ASC-H   atypical squamous cell, can not   不能除外上皮内高度病变的非
   exclude HSIL   典型鳞状细胞

ASC-US   atypical squamous cell of   不明意义的非典型鳞状细胞
   undetermined significance

ACS   American Cancer Society   美国癌症协会

ASCCP   American Society for Colposcopy   美国阴道镜及宫颈病理协会
   and Cervical Pathology

ASCP   American Society for Clinical   美国临床病理协会
   Pathology

CKC   cold knife conization   子宫颈锥形切除术

CIN   cervical intraepithelial neoplasia   子宫颈上皮内瘤样病变

ECC   endocervical curettage   子宫颈管搔刮术

ER   estrogen receptor   雌激素受体

FIGO   the International Federation of   国际妇产科联盟
   Gynecology and Obstetrics

HSIL   high grade squamous intraepithelial   高级别子宫颈鳞状上皮内病变
   lesion

HPV   human papilloma virus   人乳头状瘤病毒

HR-HPV   high-risk human papilloma virus   高危型人乳头状瘤病毒

IARC   International Agency for Research of   国际癌症研究署
   Cancer

ICC   invasive cervical cancer   浸润性子宫颈癌

LBC   liquid-based cytology   液基制片技术

LEEP   loop electrosurgical excision   子宫颈环形电切术
   procedure

LSIL   low grade squamous intraepithelial   低级别宫颈鳞状上皮内病变
   lesion

PR	progestrone receptor	孕激素受体
SCJ	squamous columnar junction	鳞柱交界
SIL	squamous intraepithelial lesion	子宫颈鳞状上皮内病变
STD	sexual transmitted disease	性传播疾病
STI	sexual transmitted infection	性传播感染
VIA	visual inspection with acetic acid	醋酸肉眼观察
VILI	visual inspection with Lugol's iodine	碘液肉眼观察
VLP	virus-like particle	病毒样颗粒
WHO	World Health Organization	世界卫生组织